Sven-David Müller
Susi Oettinger

Die CM3-Diät

Abnehmen kann nur, wer satt ist

Mit einem Vorwort
von Prof. Dr. Walter Feldheim

midena

Inhalt

Liebe Leserin, lieber Leser,

unzählig viele Menschen machen regelmäßig Diäten, um abzunehmen. Fast ebenso viele brechen ihre Diät vorzeitig ab oder haben nur kurzfristigen Erfolg. Was aber ist die Ursache dafür, dass Gewichtsreduktionen selten langfristig erfolgreich sind?

Die Aussage »Abnehmen kann nur wer satt ist«, die als Untertitel dieses Buchs gewählt wurde, trägt sicherlich entscheidend zur Beantwortung dieser Frage bei. Jeder, der schon einmal versucht hat, eine Diät durchzuhalten, wird diesen Satz bestätigen können. Denn ständig nagende Hungergefühle führen meist zum Abbruch der Diät und zum Rückfall in alte – meist ungünstige – Ernährungsgewohnheiten. Je strenger die Diät, desto größer ist die Gefahr, die guten Vorsätze über Bord zu werfen und schnell wieder zuzunehmen. Der gefürchtete Jo-Jo-Effekt, durch den sich das Gewicht nach jeder Diät immer weiter hochschaukelt, ist vorprogrammiert. Das Auf und Ab des Gewichts ist jedoch gesundheitlich bedenklich.

Eine dauerhafte Gewichtsreduktion ist nur möglich, wenn auf eine Ernährungsweise umgestellt wird, die nach Erreichen des gewünschten Gewichts beibehalten werden kann. Voraussetzung dafür ist eine Kost mit einem hohen Anteil an Ballaststoffen. Diese stellen unverdauliche Bestandteile pflanzlicher Nahrungsmittel dar, die durch ihre Quellfähigkeit im Magen zu einer längeren Sättigung beitragen. Das vorliegende Buch zeigt Ihnen, wie Sie den Übergang zu einer ausgewogenen kalorien- und fettreduzierten Kost meistern. Die Ernährungspläne für vier Wochen sind dabei so konzipiert, dass sich die Ballaststoffzufuhr von Woche zu Woche langsam steigert. So werden Sie sich Schritt für Schritt an eine größere Ballaststoffaufnahme gewöhnen, ohne dass dabei der Genuss auf der Strecke bleibt.

Unterstützend bei der Umstellung auf eine ballaststoffreiche Kost wirkt auch das Medizinprodukt CM_3. Der pflanzliche Inhaltsstoff Zellulose entfaltet sich im Magen auf ein Vielfaches und erzeugt dort durch die lange Verweildauer ein langanhaltendes Sättigungsgefühl. CM_3 erleichtert Ihnen damit den Einstieg in eine Ernährungsumstellung. Je mehr Sie sich jedoch an eine ballaststoffreiche Kost gewöhnen, desto weniger werden Sie die CM_3-Kapseln benötigen.

Ich wünsche Ihnen viel Erfolg!

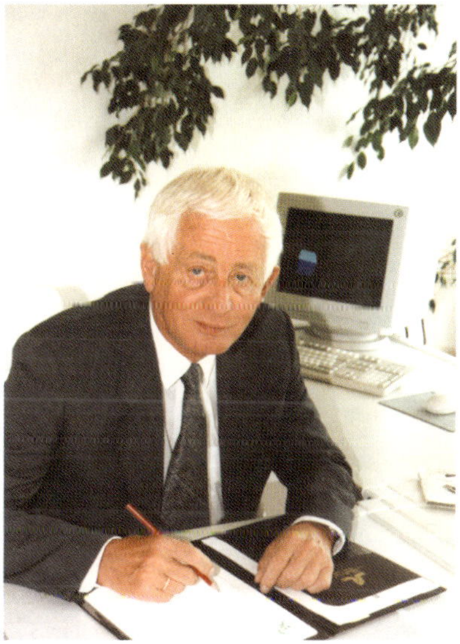

Prof. Dr. Walter Feldheim

Prof. Dr. Walter Feldheim widmet seine Arbeit seit Jahrzehnten der Ernährungsmedizin, insbesondere der Erforschung von Vitaminen und Ballaststoffen. Er war Inhaber des Lehrstuhls für Humanernährung an der Universität Kiel.

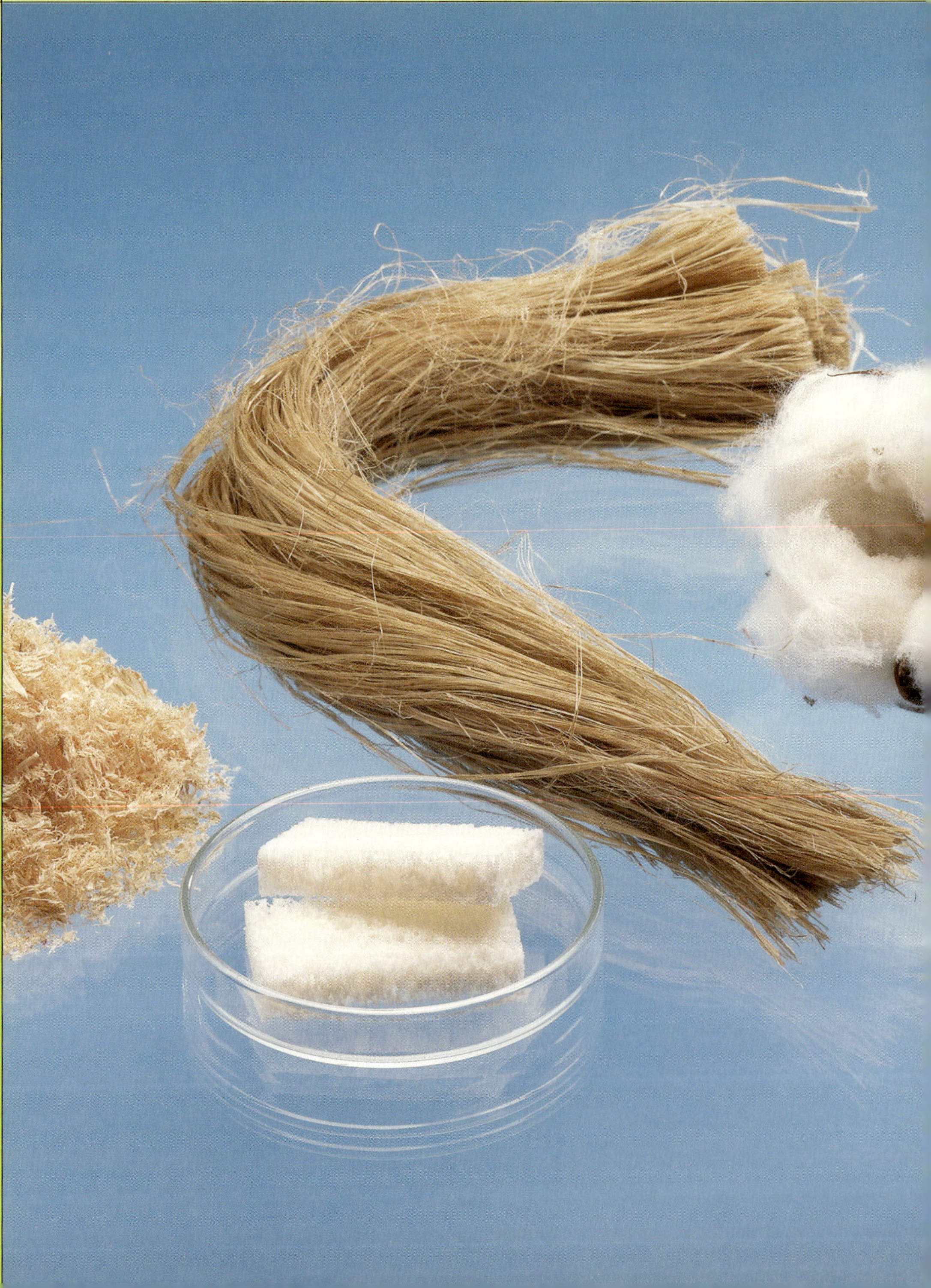

CM_3 – der kleine Würfel, der es in sich hat

Die meisten Diäten scheitern an den massiv auftretenden Hungergefühlen. Mit CM_3 ist es möglich, eine Reduktionskost leichter durchzuhalten. Die Einnahme von CM_3-Kapseln bewirkt ein langanhaltendes Sättigungsgefühl und stellt damit eine optimale Unterstützung für alle Ernährungsmaßnahmen dar.

Sättigung – der Schlüssel zum Erfolg

Eine aktuelle Untersuchung des Klinikums Roseneck in Prien am Chiemsee zeigt, dass der Hunger- oder Sättigungsgrad während einer Diät wohl der entscheidende Faktor für den langfristigen Erfolg oder Misserfolg einer Gewichtsabnahme ist. Nur diejenigen Teilnehmer der Studie konnten ihr Gewicht auch nach Abschluss der Diätphase halten oder um weitere fünf bis zehn Kilogramm senken, die ein zufriedenstellendes Sättigungsgefühl während der Diätphase hatten. Der gefürchtete Jo-Jo-Effekt trat umgekehrt vor allem bei denjenigen auf, die über ein starkes Hungergefühl geklagt hatten.

Sättigungstherapie auf natürliche Art – den Hunger dämpfen durch Pflanzenpower

Schon die Steinzeitmenschen aßen sehr viele Pflanzenfasern (= Ballaststoffe), um eine ausreichende Sättigung zu erzielen. Ballaststoffreiche Lebensmittel liefern aufgrund ihres hohen Zelluloseanteils sehr starke Sättigungsimpulse. Damit ist erfolgreiches Abnehmen im Grunde ganz einfach! Die Natur bietet uns eine simple Lösung: Satt wird man vor allem durch Ballaststoffe, und ballaststoffreiche Lebensmittel sind praktisch immer fettarm.

Ballaststoffreiche Lebensmittel – die Kilo-Killer

Die Vegetarier in unserer Gesellschaft sind das beste Vorbild. Sie konzentrieren ihre Lebensmittelauswahl auf die rein pflanzliche Ernährung - ballaststoffreich, vitaminreich und fettarm – und sind in der Regel schlank! Davon können die meisten Menschen in unserem Lande nur träumen.

In Deutschland werden im Durchschnitt nur 19 bis 23 Gramm Ballaststoffe pro Tag verzehrt – 30 Gramm sollten es mindestens sein.

Der Anteil an Zellulose schneidet dabei besonders schlecht ab. Sie wird von vielen Menschen in sehr geringen Mengen mit der Nahrung aufgenommen. Der Grund: Zellulose ist vor allem als Gerüstsubstanz in den Zellwänden von Pflanzen enthalten. Wer aber zählt gerade Hülsenfrüchte oder Kohl zu seinen Lieblingsspeisen?

Wunderwaffe Zellulose gegen den Diät-Hunger

Warum ist Zellulose eine so effektive Waffe gegen den massiven Hunger? Zellulose wird als natürlicher Baustein von Lebensmitteln nicht durch die Verdauungsenzyme des Magens oder die Magensäure aufgespalten. In der am häufigsten vorkommenden Form, als Pflanzenfaser, weist Zellulose ein hohes Quellvermögen auf und trägt so erheblich zu Magenfüllung und Sättigung bei.

Auf die Verweildauer kommt es an

Der Sättigungseffekt einer Mahlzeit hängt aber auch stark von der Magenverweildauer der einzelnen Lebensmittel ab. Pauschal gesagt: Je länger eine Mahlzeit im Magen bleibt, desto länger ist die Sättigungszeit - im Durchschnitt drei bis vier Stunden. Der Zellulosegehalt des jeweiligen Lebensmittels hat daher einen besonders großen Einfluss. Geschälter Reis oder ein Brötchen aus Weißmehl sind bei-

Magenverweildauer einzelner Lebensmittel

Lebensmittel	*Verweildauer in Stunden*
Reis, gekochter Fisch	*1 bis 2*
Kartoffeln, Brötchen	*2 bis 3*
Pumpernickel, Spinat	*3 bis 4*
Erbsen	*5 bis 6*
zum Vergleich: CM_3	***6 bis 8***

spielsweise innerhalb von zwei Stunden nach dem Verzehr aus dem Magen verschwunden.

Vollkornprodukte mit einem deutlich höheren Zellulosegehalt wie Pumpernickel-Schwarzbrot kommen da schon auf etwa vier Stunden. Extrem ballaststoffreich sind auch Hülsenfrüchte: Linsen benötigen fünf bis sechs Stunden, bis sie vollständig verdaut sind.

Von der Natur lernen – aber mit doppelter Wirkung

Ballaststoffe und ihre gesundheitsfördernden Eigenschaften sind seit Jahrzehnten Gegenstand der medizinischen Forschung. Der Verzehr von Ballaststoffen verbessert und reguliert die Verdauung und beugt chronischer Darmträgheit vor.

Auch der Einfluss von Zellulose auf die Sättigung wurde aufwendig untersucht. Insbesondere ging es um die Frage, in welcher Form Zellulose die Sättigung am stärksten unterstützt.

Vom Magenballon zur vernetzten Zellulose

Professor Dr. med. Hans-Rainer Willmen aus dem rheinischen Grevenbroich, 25 Jahre lang Medizinaldirektor und Chefarzt des akademischen Lehrkrankenhauses der Universitätsklinik Aachen und Facharzt für Allgemein-, Visceral- und Unfallchirurgie, führte Anfang der 80er-Jahre als einer der ersten Pioniere in Deutschland den »Magenballon« in die Klinik ein. Dieser Ballon sollte für mehrere Monate im Magen verweilen, um dort für einen dauerhaften Sättigungsreiz zu sorgen. Auf diese Weise war es stark übergewichtigen Patienten möglich, eine strenge Diät durchzuhalten, beispielsweise vor einer Hüftgelenksoperation. Zum damaligen Zeitpunkt ging es noch nicht um eine Gewichtsreduktion von 10 bis 15 Kilogramm, sondern um die Therapie extrem übergewichtiger Menschen.

Mit dem Magenballon erreichte Prof. Willmen hervorragende Ergebnisse. Nur kam diese Möglichkeit eben nicht für jeden in Betracht.

Vernetzte Zellulose sättigt stärker:

- *Weil der Zellulosewürfel deutlich länger im Magen bleibt.*
- *Weil die Zellulose allein schon durch ihre große Oberfläche einen deutlich stärkeren Sättigungsreiz auslöst.*

Deshalb forschte er zusammen mit seinem Team, bestehend aus Ernährungswissenschaftlern und Biologen, nach Alternativen, die von allen Menschen mit Gewichtsproblemen genutzt werden konnten. Der Weg war klar: Aus Sicht der Ernährungswissenschaft hatte allein die Zellulose ausreichende Sättigungseigenschaften. Im Rahmen eines USA-Besuches traf Prof. Willmen einen Ballaststoff-Experten, der ihm eine Spezial-Zellulose vorstellte. Diese vernetzte Zellulose unterschied sich von der normalen Pflanzenzellulose in einem ganz entscheidenden Punkt: Sie bildete im Magen eine dreidimensionale Struktur, welche bewirkte, dass die Verweildauer im Magen mit fast acht Stunden doppelt so hoch ausfiel wie bei normaler Pflanzenzellulose. Das hatte erhebliche Konsequenzen auf deren Sättigungswirkung.

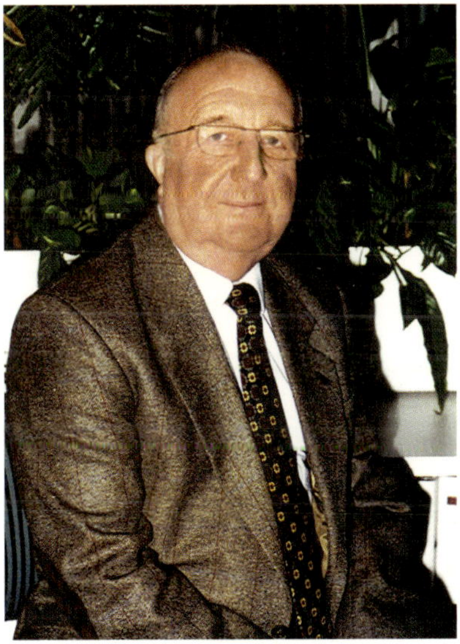

Prof. Dr. med. Hans-Rainer Willmen – Erfinder der CM_3-Kapseln.

CM_3 – der »Magenballon« im Miniformat

Um mehr über die Wirkung der vernetzten Zellulose zu erfahren, sprachen wir mit Herrn Prof. Dr. Willmen, dem Erfinder der Zellulosekapseln:

Prof. Willmen, wie sind Sie auf die Idee mit der vernetzten Zellulose gekommen?

Ich habe viele Jahre nach einem Wirkstoff gesucht, der den gleichen Effekt wie der Magenballon, nämlich langanhaltende Sättigung, auf physikalische Art erzielt. Er musste zudem weitgehend nebenwirkungsfrei sein und einfach in der Handhabung.

Und dann ist Ihnen das Konzept zu CM_3 gekommen?
Das Hauptproblem bestand darin, eine lange Magenverweildauer und damit Sättigung zu garantieren. Mit der vernetzten Zellulose, die in Deutschland als CM_3-Kapseln in der Apotheke erhältlich ist, ist uns das gelungen. Wir haben aber noch weiter gedacht: Der Wirkstoff sollte im Magen zunächst seine dreidimensionale Struktur entfalten und nach Übergang in den Dünndarm in kleinste Teilchen zerfallen. Deshalb haben wir die Zellulose so behandelt, dass sie im Darm in Zellulosestückchen zerfasert. Auf diese Weise kann das Produkt problemlos ausgeschieden werden. Dadurch gibt es bei CM_3 bei Beachtung der Kontraindikationen kaum Nebenwirkungen.

So wirkt CM_3

Das Grundprinzip der CM_3-Kapseln ist verblüffend einfach: Man steckt einen komprimierten Block aus vernetzter Zellulose in eine kleine-Medikamentenkapsel. Diese wird mit einem Glas kalter Flüssigkeit geschluckt. Im Magen angekommen, löst sich die Kapsel auf und der winzige Zelluloseblock entfaltet sich zu einem großvolumigen Schwämmchen, das für ein langanhaltendes Sättigungsgefühl sorgt.

Wieso bleibt die CM_3-Zellulose so lange im Magen und wie verlässt sie ihn wieder?
Vernetzte Zellulose, wie sie in den CM_3-Kapseln enthalten ist, wird durch den Magensaft nicht gespalten. So bleibt die würfelförmige Struktur von CM_3 auch während der Magenverdauung erhalten. Nor-

male Lebensmittel hingegen werden unter dem Einfluss von Magensäure und den Enzymen zu flüssigem Speisebrei umgewandelt und über den Magenausgang an den Dünndarm abgegeben. Der Magenausgang ist während der Verdauungsphase nur so weit geöffnet, dass lediglich die breiige Nahrung hindurch kann. Erst etwa zwei Stunden nach Ende der Speisenverdauung öffnet sich der Magenausgang so weit, dass alle jetzt noch unverdaut vorliegenden Nahrungsmittel und Speisenbestandteile, z.B. Schalenteile von Obst und Gemüse sowie von Vollkornprodukten, den Magen verlassen können, und mit ihnen auch CM_3.

Wie sorgt CM_3 für Sättigung?

Die lange Verweildauer von CM_3 im Magen hat zur Folge, dass die Sättigungssensoren in der Magenwand permanent aktiviert werden. Obwohl der Magen nicht gefüllt ist, melden die Sensoren an das Gehirn »nichts geht mehr, ich bin satt«. Das Gehirn wird regelrecht »ausgetrickst«. Daraufhin schütten die Sensorzellen einen Botenstoff aus, der das Hungerzentrum im Gehirn auf niedrigere Aktivität umstellt.

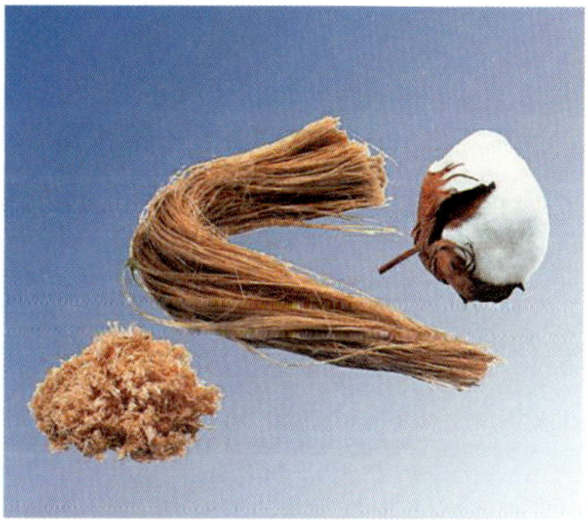

CM_3 wird aus den Zellulose-Lieferanten Baumwolle, Flachs und Holzfaser gewonnen.

Wie hoch muss CM_3 dosiert werden?

Der große Vorteil von CM_3 ist, dass es an die Lebensgewohnheiten des jeweiligen Verwenders angepasst werden kann. So gelingt es mühelos, auch extreme Essenszeiten mit dem Produkt zu begleiten. Optimal wäre es allerdings, die CM_3-Kapseln eine halbe bis anderthalb Stunden vor der Hauptmahlzeit einzunehmen. Die Zellulosewürfel entfalten sich dann bereits im leeren Magen und führen zu einer Vorsättigung. Dadurch wird während der eigentlichen Hauptmahlzeit der lange Zeitraum, der normalerweise zwischen dem Beginn der Mahlzeit und dem ersten Eintreten der Sättigung liegt, überbrückt. Das führt dazu, dass der Anwender weniger isst. Der eigentliche Clou des Medizinprodukts besteht aber darin, dass CM_3 auch eine Nachsättigung bewirkt. Die Zellulosewürfel verweilen nach Abschluss der Speisenverdauung noch für weitere zwei Stunden im Magen. Dieser Effekt kann nicht durch Speisen, sondern nur durch die spezielle CM_3-Zellulose hervorgerufen werden. Auf diese Weise ist es möglich, eine Sättigungszeit von insgesamt sechs bis acht Stunden zu erzielen.

Gibt es vertrauenswürdige Untersuchungen über die Wirksamkeit bei längerfristiger Anwendung?
Forscher der Universitätsklinik Köln haben erst vor kurzem die Ergebnisse einer sechsmonatigen Abnehm-Studie vorgestellt, bei der CM_3 eingesetzt wurde. Dabei wurde zweifelsfrei festgestellt, dass vernetzte Zellulose in sehr eindeutiger Form die Gewichtsabnahme steigert. Die Kölner Ärzte testeten CM_3 gegen ein Placebo (Scheinmedikament). Die Studienteilnehmer, die CM_3 zusammen mit einer Diät einnahmen, reduzierten ihr Gewicht im Durchschnitt um rund acht Kilogramm - im Vergleich zu der anderen Gruppe, die das Placebo parallel zur Diät eingenommen hatten, fast doppelt soviel.

Unsere eigenen Untersuchungen am akademischen Lehrkrankenhaus der Universitätsklinik der RWTH Aachen in Grevenbroich werden durch diese sehr hochrangige Studie aus Köln bestätigt. Bei uns erzielten die Anwender im Durchschnitt eine Gewichtsreduktion von 8,3 kg innerhalb von drei Monaten. Ich denke auch, dass die Gefahr des Jo-Jo-Effekts praktisch ausgeschlossen ist, wenn CM_3-Kapseln in eine vernünftige Diät eingebettet werden. Da nach CM_3-Einnahme kein Gewöhnungseffekt eintreten kann, ist CM_3 auch für eine langfristige Anwendung sehr gut geeignet.

Wie steht es mit der Verträglichkeit des Produktes. Gibt es damit gute Erfahrungen?
Alle Studien haben gezeigt, dass vernetze Zellulose sehr gut verträglich ist - auch bei längerer Einnahme. Der beste Beweis dafür ist, dass die Forscher bei der Untersuchung der Verträglichkeit selbst bei hoher Dosierung keine messbaren Unterschiede zwischen CM_3 und dem Placebo ermitteln konnten. Lediglich zu Beginn der Einnahme kann es zu einem vorübergehenden Druck- oder Fremdkörpergefühl im Magen kommen, das sich aber in den meisten Fällen nach kurzer Zeit legt.

Welche Faktoren müssen bei der Einnahme von CM_3 beachtet werden?
Ganz wichtig ist es, zu jeder Einnahme 1 bis 2 Gläser Flüssigkeit zu trinken. Außerdem sollten nur verschlossene und unbeschädigte Kapseln geschluckt werden. Damit wird verhindert, dass der Kapselinhalt schon im Mund oder in der Speiseröhre freigesetzt wird.

Darf jeder Mensch CM_3-Kapseln verwenden?
Im Prinzip ja. Während der Schwangerschaft und in der Stillzeit sollte allerdings auf die Einnahme von CM_3 verzichtet werden. Das Gleiche gilt für bestimmte Krankheiten – etwa entzündliche Erkrankungen des Verdauungstraktes, Kau- und Schluckstörungen, chronische Verstopfung, Anzeichen eines Darmverschlusses und andere Magen-Darm-Erkrankungen – und für zurückliegende Operationen des Bauchraums.

Ich empfehle allerdings allen Verwendern, die Herstellerhinweise auf dem Beipackzettel vor der ersten Einnahme aufmerksam zu lesen. Im Zweifelsfall sollte man vor der Verwendung von CM_3 einen Arzt aufsuchen oder den Apotheker fragen.

Viele Menschen nehmen Arzneimittel oder Nahrungsergänzungsprodukte wie Vitamin- und Mineralstoffpräparate. Hat CM_3 hierauf Einfluss?
Nein. Es gibt aufgrund der Struktur der Zellulose keine Bedenken hinsichtlich einer gleichzeitigen Einnahme von Arzneimitteln. Somit ist CM_3 gerade für Diabetiker vom Typ 2 sehr gut geeignet. Auch die Verwertung von Vitaminen und Mineralstoffen wird durch CM_3 nicht beeinträchtigt.

Wie sollte man die CM_3-Kapseln mit einer Diät kombinieren?
Ideal ist es, das Präparat in Kombination mit einer ausgewogenen, fettarmen Diät – wie der in diesem Buch vorgestellten – anzu-

Dosierung von CM_3

Die Anzahl der Kapseln kann individuell erhöht oder herabgesetzt werden. Pro Tag sollten nicht mehr als zehn Kapseln eingenommen werden. Die folgende Tabelle gibt lediglich Anhaltspunkte zur Bestimmung der individuellen Dosis:

	Vor dem Frühstück	*Vor dem Mittagessen*	*Vor dem Abendessen*
*Anfangsdosierung (leichtes Übergewicht)**	*2*	*2*	*2*
*Anfangsdosierung (stärkeres Übergewicht)**	*3*	*3*	*3*

Bereits nach einigen Tagen kann die Dosis häufig reduziert werden.

* *Vgl. BMI-Tabelle S. 38*

wenden. Grundsätzlich sollten Abnehmwillige im Rahmen einer Diät versuchen, möglichst viele Lebensmittel mit stark sättigendem Charakter zu sich zu nehmen. Da wir aus zahlreichen Studien wissen, dass dies vielen Menschen gerade zu Beginn einer Ernährungsumstellung sehr schwer fällt, empfehle ich, zunächst auf den Fettgehalt zu achten und hierbei Kalorien einzusparen. Langsam, aber stetig sollte der Ballaststoffgehalt der Nahrung immer weiter gesteigert werden. So kann der Abnehmwillige dann Schritt für Schritt die CM_3-Einnahme reduzieren, um so letztendlich je nach der persönlichen Situation auch ganz darauf zu verzichten.

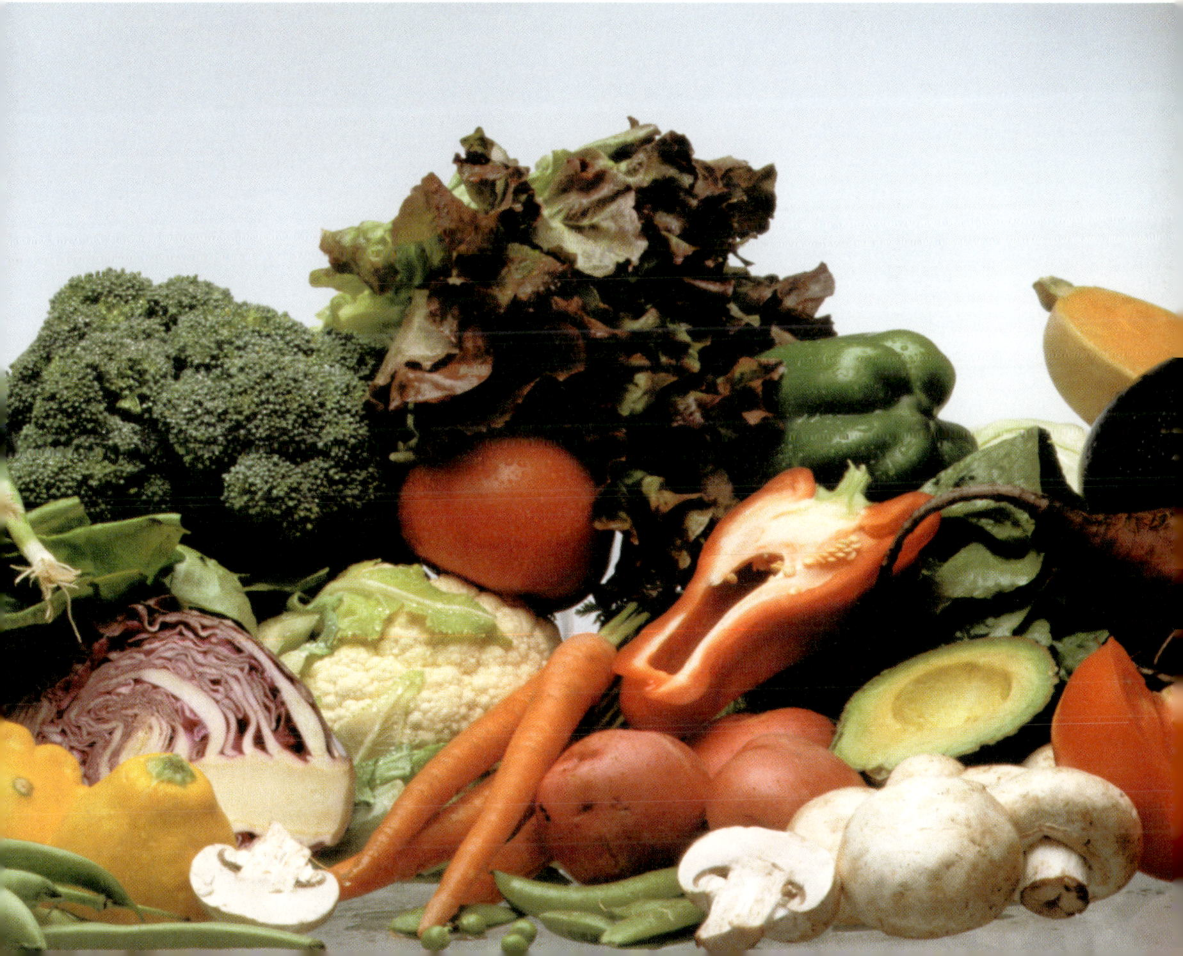

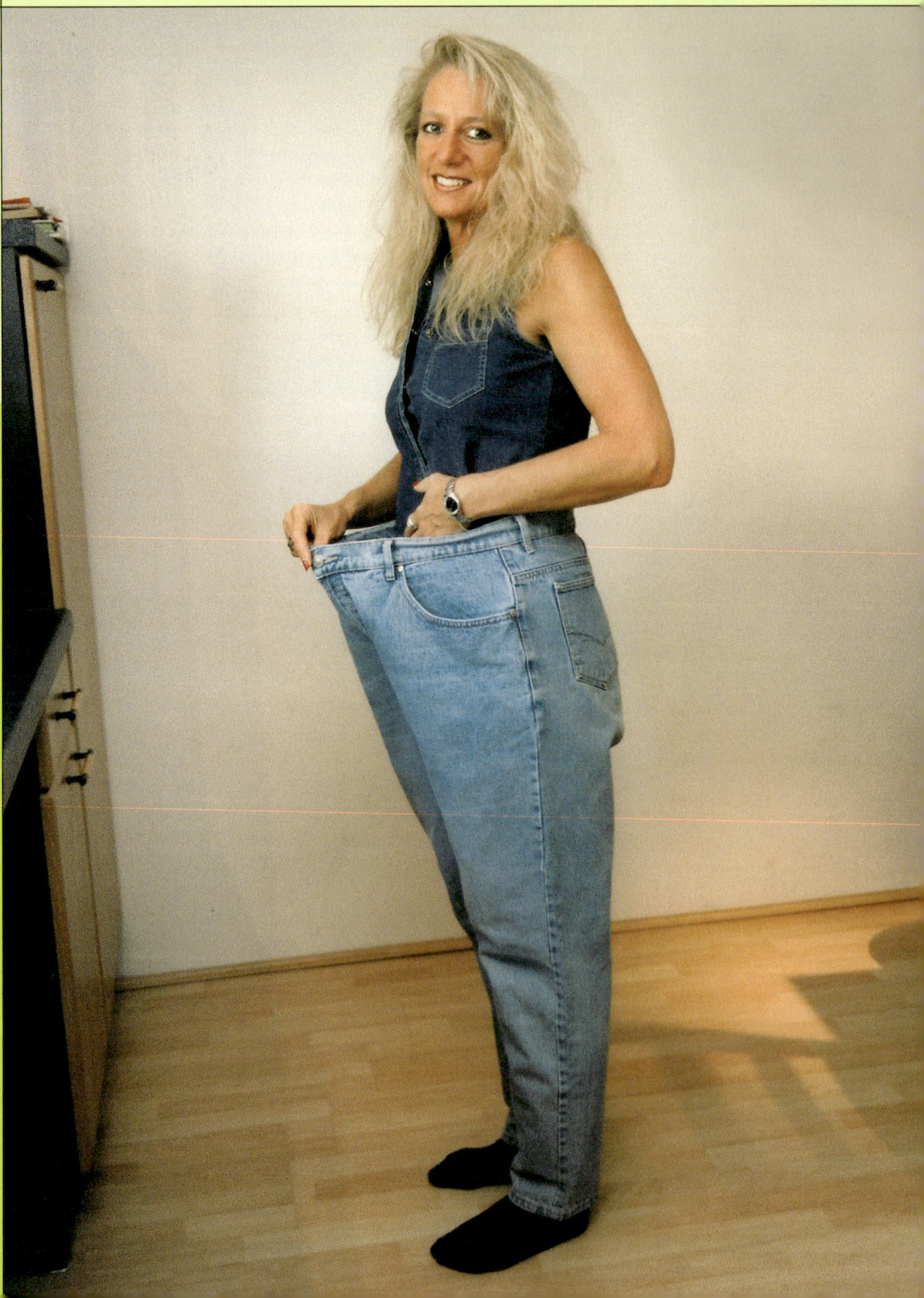

Diätfrust ade – nie wieder Jo-Jo-Effekt

Susi Oettinger kennt den Frust mit erfolglosen Diäten aus eigener Erfahrung: Trotz zahlreicher Anläufe gelang es der 40-jährigen Zahnarzthelferin aus Mannheim nicht, ihr Übergewicht dauerhaft zu reduzieren. Durch Zufall stieß sie auf die CM_3-Diät. Innerhalb von sieben Monaten nahm sie 20 Kilo ab – und konnte ihr Gewicht seither halten. Auf den folgenden Seiten erfahren Sie ihre Geschichte.

Susi Oettinger - meine Erfolgsgeschichte

Das hätte ich mir vor ein paar Jahren nicht träumen lassen: Mein 40. Geburtstag - kein Anlass zu Selbstmitleid über die verlorengegangenen Jahre, sondern ein absolut freudiges Ereignis. Der Grund: Ich fühle mich jünger, fitter und attraktiver als je zuvor. Seit fast zwei Jahren genieße ich es, mein Körpergewicht wieder fest im Griff zu haben. Doch das war nicht immer so!

Meine persönliche Situation

Bis 35, ich bin Jahrgang 1962, hatte ich gar keine Probleme mit meinem Gewicht. Es schwankte immer zwischen 64 und 68 Kilogramm bei einer Größe von 1,70 m. Und das, obwohl die Rahmenbedingungen alles andere als einfach waren. Meine berufliche Belastung – zehn Tage Nachtschicht im Notfalleinsatz als Zahnarzthelferin in einer Klinik, im Wechsel mit 20 freien Tagen – hat sich schon auf meine Essgewohnheiten ausgewirkt. In meiner freien Zeit habe ich es mir richtig gut gehen lassen. Was dadurch zuviel auf der Waage war, habe ich während der Arbeitsphase wieder runter bekommen. Stress macht mich schlank!

August 1996 - ein Hobbykoch als Lebenspartner

Ich war glücklich: Im August 1996 zog ich mit meinem damaligen Freund in unsere gemeinsame Wohnung. Henrik war ein passionierter Hobby-Koch und teilte meine Begeisterung fürs Essen. Wir ließen es uns richtig gut gehen. Meistens kochten wir selbst – am liebsten Pasta mit Sahnesaucen (Henriks Spezialität). Manchmal gingen wir auch in ein nettes Lokal und genossen nach Herzenslust. Zwar konnten wir uns hinterher manchmal kaum mehr bewegen, aber das störte uns nicht.

Am nächsten Tag plagte mich dann meist das schlechte Gewissen und ich nahm mir vor, etwas weniger zu essen. Doch daraus wurde häufig nichts. Bereits am selben Abend ging das gleiche Spiel wieder von vorne los.

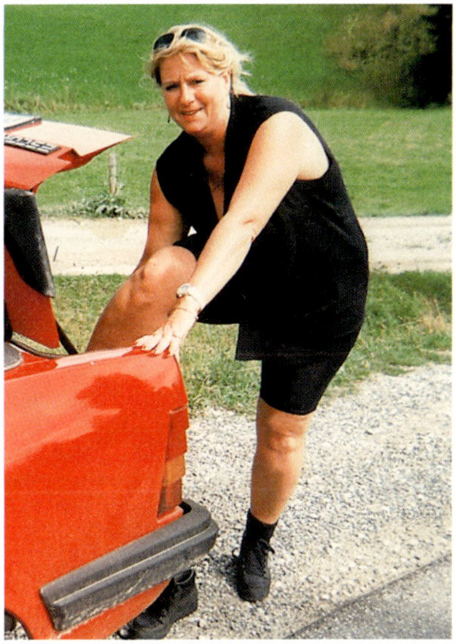

Ab ihrem 35. Lebensjahr nahm Susi Oettinger drastisch zu.

Da ich mich nicht regelmäßig wog, fiel mir die Gewichtszunahme nicht sofort auf. Erst nach ein paar Monaten bekam ich die Auswirkungen meiner Schlemmereien zu spüren. Meine Klamotten in Größe 38, die bisher noch locker auf den Hüften saßen, ließen mich nun eher wie »Wurst in Pelle« aussehen. Vielleicht hätte ich mir wenigstens das ein oder andere Eis nach der Pasta verkneifen sollen. Aber »keine Panik«, dachte ich mir, »du machst jetzt ein paar Wochen lang Diät und dann ist alles wieder im Lot«. Insgesamt hatte ich ja nur knapp fünf Kilo zugelegt.

Mai ´97 – Mit »fdH« und viel Mühe wieder fast zur alten Größe

Ganz so schnell, wie ich mir das vorgestellt hatte, klappte es nicht mit dem Abspecken, aber nach ein paar Monaten hatte ich gute vier Kilos runter. Ich hatte mich für »fdH« entschieden. Da mein Freund während der Woche zu Mittag warm aß, habe ich aus Geselligkeit immer mitgegessen. Abends verzichtete ich dafür aufs Essen. Das war alles andere als befriedigend. Ständig plagte mich der Hunger und genießen konnte ich das ganz bestimmt nicht. Wer schaut seinem Freund schon gerne beim Essen zu – und das mit knurrendem Magen.

Ab und zu litt ich unter solchen Hungerattacken, dass unser Schokoladenvorrat dran glauben musste. Der Frust nach einer komplett

verzehrten Tafel Schokolade war natürlich vorprogrammiert. Zu allem Überfluss beteuerte mir mein Freund immer wieder, er würde mich so mögen wie ich bin und nicht verstehen, wieso ich mich freiwillig einer solchen Tortur unterzöge. Ich fühlte mich aber einfach nicht mehr wohl in meiner Haut und so nahm ich mir weiterhin vor, stark zu sein und knabberte wie ein Karnickel an einer rohen Möhre, während der Liebste es sich mit Kalorienbomben vermeintlich gut gehen ließ. Ich hasste mich zeitweise dafür, dass ich mich einfach nicht beherrschen konnte mit meinen Essensgelüsten. Ständig war ich hin- und hergerissen. Nur allzu gerne wollte ich auf Henrik hören und einfach meinen Gelüsten nachgehen, aber ich musste stark bleiben. Schließlich sehnte ich mich danach, wieder attraktiv zu sein.
Diätstress war angesagt und das bei diesem eigentlich lächerlichen Übergewicht von fünf Kilo. Aber jetzt zählte nur noch das Ergebnis. Ich schaffte es tatsächlich, mir eisern die Pfunde wieder runterzuhungern und war enorm stolz auf mich. Endlich hatten meine Hosen wieder ausreichend Luft.

Oktober ´97 – All inclusive, auch das Hüftgold und die neuen Klamotten

Bereits fünf Monate später fanden sich die mühsam heruntergehungerten Pfunde, ohne dass ich es groß bemerkt hatte, wieder auf meinen Hüften ein. Als ich mich nach langer Zeit mal wieder auf die Waage stellte, traf mich fast der Schlag: 73,2 kg! Jetzt waren es schon sieben Kilogramm über meinem Normalgewicht. Und es war mir bereits im Gesicht anzusehen. Eine Ex-Kollegin, die ich nach einem Jahr zum ersten Mal wiedersah, meinte, dass ich wohl ganz gut im Futter sei, ich hätte ja richtige Pausbacken bekommen.

Urlaub mit Folgen

Mit viel zu engen Klamotten fuhr ich Mitte September in den Urlaub

zum Bergwandern. Ich war mir sicher, dass die am Ende des Urlaubs wieder passen würden – wegen der vielen Bewegung.
Denkste! Wir hatten Pech mit dem Wetter: Fast eine Woche regnete es ständig. Mit dem intensiven Wandern war es diesmal also nichts. Statt wie sonst im Urlaub ein paar Pfunde abzunehmen, habe ich von Mai bis Anfang Oktober fast sieben Kilogramm zugelegt. Das heißt, noch vier Pfund mehr als im Januar.

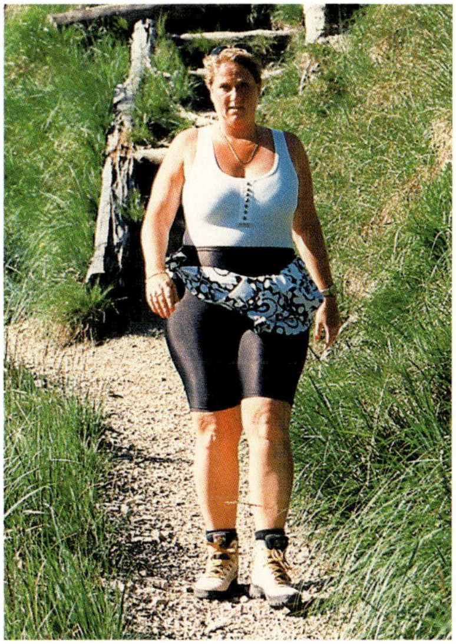

Nach Diätphasen schnellte das Gewicht im Rekordtempo wieder in die Höhe.

Nun waren tatsächlich ein paar neue Klamotten fällig. Ich kam nicht mehr drum herum, allerdings habe ich mir nur das Nötigste in Größe 40 zugelegt. Denn eines war klar, ich musste blitzschnell mein altes Gewicht wiedererlangen. Ich stellte meine Ernährung auf viel Rohkost um. Gegen den Hunger half das in den ersten Tagen ganz gut, aber ich bekam fürchterliche Blähungen. So habe ich auch diese Diät schnell wieder aufgegeben. Da ich aber unbedingt abnehmen wollte, habe ich mich bis Dezember 1997 wieder mit »fdH« gequält und mir immerhin 3,5 kg abgehungert. Ich schaffte es also auf knapp 69 kg, sodass meine alten Sachen in Größe 38 mir wieder gerade so passten. Das reichte mir vorerst.

Schluss mit der Quälerei

Jetzt hatte ich allerdings erst einmal die Nase voll vom vielen Diäten und Quälen. Ich wollte nicht mehr die Hälfte meiner Zeit damit verbringen, mir Gedanken darüber zu machen, was und wieviel ich als nächstes essen könnte, ohne gleich wieder zuzunehmen. Ich wehrte mich dagegen, Essen nur mit Stress in Verbindung zu bringen.

Schließlich gab es nichts Gemütlicheres, als mit dem Partner zusammen bei einem Weißbier zu schlemmen.

Mein Gewicht – eine Berg- und Talfahrt

So ging das die nächsten zwei Jahre weiter: Ein ständiges Auf und Ab. Ich pendelte immer zwischen Phasen qualvollen Diätens und Zeiten »genussreichen (Fr)essens«. Im März 1998 brachte ich es sogar auf ganze 78,3 kg, schaffte es dann aber wieder auf 74,1 kg. Doch das währte nicht lange. Ich war zum lebenden Beweis für den klassischen Jo-Jo-Effekt geworden.

Jetzt musste etwas geschehen!

Schließlich eskalierte mein Gewicht bis Mitte 1999 zu einer stattlichen Höhe von 86 kg. Jetzt war das Maß endgültig voll! Ich musste handeln, wenn ich nicht wollte, dass mein Gewicht noch weiter anstieg. Mittlerweile war sogar Größe 44 nur noch mit elastischem Hosenbund zu ertragen.
Eines stand jedenfalls fest, die Lösung war nicht in den zahlreichen Frauenzeitschriften zu finden, in denen es nur so wimmelte von Super-Schlank-Rezepten und Wunderdiäten, bei denen man angeblich auf ganz einfache Weise bis zu zehn Kilo in zwei Wochen verliert: Quark, Kartoffeln, Kartoffeln mit Quark, »fdH«, Gemüse-Rohkost, Trennkost, Pulver-Diäten, Fatburner, etc. - davon hatte ich jetzt wirklich genug.

Das war einmal

Eines der negativsten Erlebnisse aus meiner »dicken« Zeit war der Ski-Urlaub im Januar ´99. Normalerweise war ich von morgens bis abends auf der Piste. Doch jetzt war ich so träge und unbeweglich geworden, dass ich nur einen einzigen Tag auf der Piste verbrachte. Den Rest der Zeit saß ich in diversen Skihütten bei Jager-Tee und Torte.

Eigentlich bin ich ein echter Aktiv-Urlaub-Fan. Im Sommer sind wir immer viel gewandert, zum Schwimmen gegangen oder geradelt. In der letzten Zeit war mir alles zu anstrengend geworden. Berge, die ich noch vor ein paar Jahren locker geschafft hatte, wurden nun zu einer Strapaze. Auf diese Weise bin ich immer bequemer und runder geworden – ein richtiger Teufelskreis. Durch mein Übergewicht hat mir Bewegung keinen Spaß mehr gemacht und aus Frust darüber habe ich noch mehr gegessen.

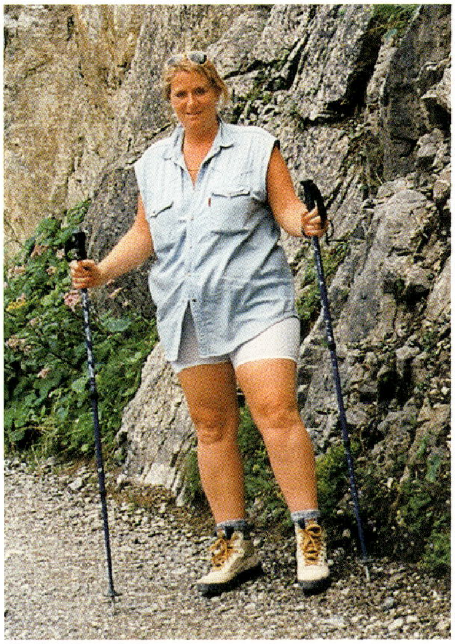

Mit den überzähligen Pfunden ging auch der Spaß am Sport verloren.

Die Partnerschaft zerbricht – eine Folge des Diätwahns

Auch die Partnerschaft hat ganz schön unter meinem Diätwahn gelitten. Unsere gemeinsamen Stunden waren überschattet von meiner Unzufriedenheit. Und jemanden zu lieben, der sich selbst nicht akzeptiert, ist wohl äußerst schwierig. Unsere gemeinsamen Unternehmungen wurden immer seltener, wodurch die Partnerschaft letztendlich in die Brüche ging.

Die Wende

Die Erkenntnis für den richtigen Weg zu meinem Wunschgewicht kam mir eines Nachmittags im Sommer `99 vor dem Fernseher. Eine junge Frau berichtete, wie sie mit einer Art Sättigungskapsel aus Zellulose ihren massiven Hunger während den schweren ersten Wochen ihrer Diät problemlos in den Griff bekommen hatte. Ich verfolgte den Bericht mit größter Aufmerksamkeit, denn genau das war ja mein eigentliches Problem: Auch ich brach immer wieder aufgrund dieses heftigen Hungergefühls gerade am Anfang jede Diät trotz guter Vor-

Susi Oettinger – Meine Jo-Jo-Kurve

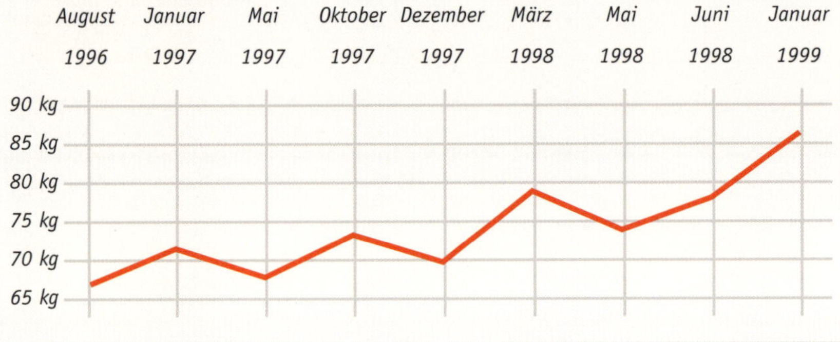

sätze ab. Die Folge waren (Fr)essattacken mit anschließenden quälenden Gewissensbissen und dem berühmten Jo-Jo-Effekt.

Die Sendung brachte mich einen entscheidenden Schritt weiter: Ich bekam eine Vorstellung, wie ich dauerhaft gegen mein Übergewicht ankämpfen konnte, ohne ständig hungern und irgendwelche einseitigen Diäten machen zu müssen. Allerdings war ich noch äußerst skeptisch, was diese Kapseln betraf. Das, was ich bisher an Schlankheitspillen ausprobiert hatte, war nur teuer und völlig unwirksam. Was mich schließlich dazu brachte, zumindest einen Test zu wagen, war die Tatsache, dass CM_3 rein pflanzlich ist und nicht in den Stoffwechsel eingreift.
Zudem imponierte mir die Aussage in dem Fernseh-Beitrag, dass es sich dabei nicht um ein Wundermittel handele, sondern um eine Hilfe zum Durchhalten einer Diät. Das hob sich doch deutlich ab von dem Niveau der vielen Diätmittelanzeigen in den Frauenzeitschriften. Mir war klar, dass die Hauptaufgabe bei mir lag, ich musste mich schließlich mit meiner Ernährung auseinandersetzen. Aber zumindest schien es ein wirksames Mittel gegen mein Hauptproblem, den Hunger, zu geben.

CM_3 – einen Versuch wert

Kurz und gut, ich entschloss mich, die Kapseln zu besorgen. Der erste Versuch scheiterte: Die Apotheke hatte die Sättigungskapseln nicht auf Lager. Ich war aber wild entschlossen und fragte in einer größeren Apotheke nach, wo mir CM_3 schon im Schaufenster entgegenwinkte – in Form einer Riesenpackung.
Zwar schienen mir knapp 60 Mark für eine Packung ziemlich viel, doch ich gab mir einen Ruck. »Schaden kann es ja nicht«, dachte ich, »schließlich enthalten die Kapseln lediglich reine Zellulose, eben etwas Pflanzliches«. Zuhause habe ich eine Kapsel aufgemacht und in ein Glas Wasser geworfen. Ich war sehr überrascht, wie schnell aus dem kleinen Stück gepresster Zellulose ein Würfel wurde.

Zunächst war ich enttäuscht – so ein kleiner schwammartiger Würfel, etwa so groß wie zwei Stück Zucker hintereinander, und davon sollte ich satt werden. Ich stellte mir vor, dass mein Magen einfach ein bisschen Beschäftigung braucht. Und die bekam er von nun an – und zwar ohne Kalorien!
Mit einem großen Glas Wasser schluckte ich schnell zwei Kapseln hintereinander. Es dauerte ein bisschen. Aber schließlich hatte ich tatsächlich das Gefühl, etwas im Magen zu haben. Toll!

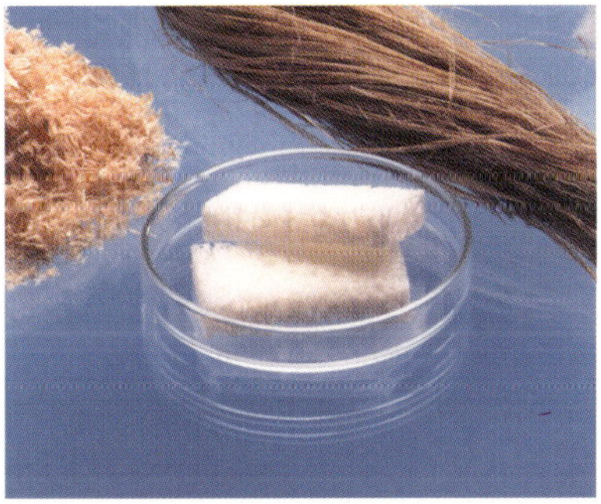

CM_3 sieht zwar unscheinbar aus – die Wirkung ist jedoch erstaunlich.

Erste Erfolge mit der CM_3-Diät

Zu dem Produkt gab es in der Apotheke ein paar Rezepte, die für 1200 Kalorien pro Tag ausgelegt waren. Zuerst schreckte ich bei den Ernährungsplänen zurück. »Nicht schon wieder«, dachte ich. Auf langweilige, einseitige Rezepte hatte ich wirklich keine Lust mehr. In den nächsten zwei Tagen probierte ich ein paar davon aus. Sie waren gar nicht so schlecht. Zumindest konnte man sie ohne viel Zeitaufwand und extravagante Zutaten zubereiten. Vor den Mahlzeiten nahm ich die Kapseln. Allerdings merkte ich bald, dass mir zwei pro Einnahme nicht ausreichten. So versuchte ich es zu den Hauptproblemzeiten (nachmittags bzw. abends) mit drei bis vier Kapseln hintereinander. Jetzt fühlte ich mich so satt, dass wirklich nur noch eine Mini-Portion von meinem üblichen Abendessen reinpasste. Ich war begeistert. Auf einmal kreisten meine Gedanken nicht mehr ausschließlich ums Essen. Ich schaffte es, vor dem Fernseher zu sitzen, ohne zwischendurch aufzustehen und zum Kühlschrank zu gehen. Dieses unbeschreibliche Gefühl, nicht ständig gegen etwas ankämpfen zu müssen, machte mich überglücklich! Und ich hatte Erfolg. Innerhalb eines Monats hatte ich mein Gewicht um gute zwölf Pfund reduziert. Klar, ein Teil davon war nur Wasser, so super würde das nicht weiter gehen, aber ich war happy.

CM_3 – wirksam, aber nicht ganz preiswert

Ein Problem hatte ich allerdings mit den Kapseln. Sie halfen zwar hervorragend, waren aber nicht gerade billig (rund 32.90€ für 50 Stück). Es musste also langfristig auch ohne gehen. Das bedeutete: Ich musste meine Ernährung umstellen. Mein Magen musste sich an kleinere Portionen gewöhnen.

Hin zu einer ballaststoffreichen Ernährung

Ich blätterte also in meinen zahlreichen Ernährungsbüchern. Immer wieder war davon die Rede, viel Obst und Gemüse zu essen. Vor allem Gemüse in Form von Rohkost, da diese besonders satt mache. Das mochte ja stimmen, aber leider habe ich diese einseitige Kost überhaupt nicht vertragen. Meine Verdauung hat total verrückt gespielt. In einem Buch stand, dass man anfangs Verdauungsprobleme davon bekommen könne, und dass der Körper sich erst allmählich an diese faserreichen Lebensmittel gewöhnen müsse. Ich begann also Rohkost und ballaststoffreiche Lebensmittel (z.B. Vollkornbrot) Schritt für Schritt in meinen Ernährungsplan einzubauen. Zu meinen Favoriten zählten diese »gesunden« Lebensmittel nicht, aber sie machten satt und ich brauchte weniger Kapseln.

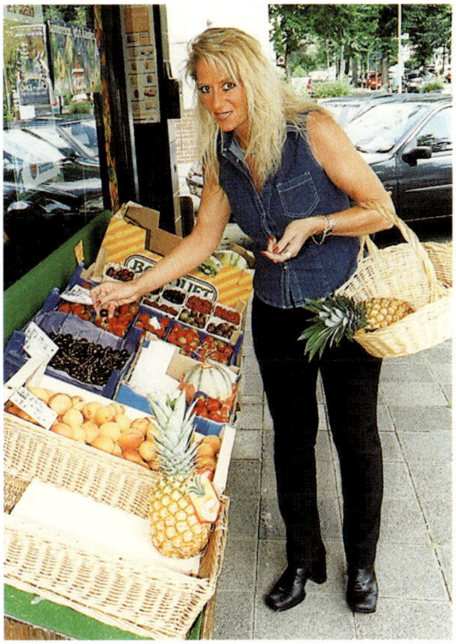

Heute stehen viel frisches Obst und Gemüse auf Susis Speiseplan.

Hin und wieder schlemmen ist erlaubt

Ich nahm mir vor, von nun an einen Tag pro Woche ohne Diät und Kapseln auszukommen. Das brauchte ich einfach. Dann aß ich mal wieder so richtig nach Lust und Laune. Seltsamerweise hatte ich an diesen Tagen gar nicht mehr das Verlangen, zu sehr über die Stränge zu schlagen.

September ´99: 75,1 kg – schon 20 Pfund abgenommen

Ich war total baff: Mein Frust war weg und die Pfunde purzelten auch im zweiten Monat. Die ersten Wochen mit der regelmäßigen Rohkostplatte waren zwar nicht einfach, aber so langsam klappte es. Entscheidend für meinen dauerhaften Erfolg war sicherlich, dass ich Obst und Gemüse – roh oder auch gekocht – fest in meinen Tagesplan einbaute. Mit der Zeit wurde das zur Gewohnheit und der Sättigungseffekt immer besser. Das größte Erfolgserlebnis war für mich, dass ich nach zwei bis drei Monaten nachmittags ganz auf die Zellulosekapseln verzichten konnte. Ich merkte, dass mir auch ohne Kapseln eine kleinere Portion ausreichte.
Irgendwann kam dann die Phase, in der ich nur noch an drei oder

vier Tagen die Kapseln nahm. Den Alltag hatte ich inzwischen voll im Griff. Problematisch waren allerdings die vielen Einladungen bei Freunden und Verwandten, bei denen einem eine verführerische Leckerei nach der anderen angeboten wurde und bei denen natürlich auch der Alkohol floss. An solchen Abenden habe ich »zur Sicherheit« vorher ein, zwei Kapseln eingeworfen, sodass ich den ganzen Abend auch mit kleineren Portionen auskam, ohne auf irgend etwas verzichten zu müssen. Nichts sollte mich mehr aus dem Konzept bringen!

Januar 2000: 68,4 kg - minus 37 Pfund!

In den vergangenen Jahren hatte ich in den »üppigen« Weihnachtswochen immer meine Probleme, diesmal habe ich gerade mal 500 Gramm zugelegt. Und das Tollste war, ich brauchte nicht einmal mehr Kapseln als sonst. Ich kam jetzt dauerhaft mit weniger als zwei Packungen im Monat aus.

Nach fünf bis sechs Monaten – mein Gewicht war fast wieder das alte – hatte ich das Gefühl, auch ohne Sättigungskapsel auszukommen. Ich hatte es geschafft.

Ein neues Leben hat begonnen

Ende Februar 2000 war ich dann endgültig wieder bei meinem Ausgangsgewicht von 66 kg angekommen: Ich habe rund 40 Pfund abgenommen, und ich trage wieder Größe 38. Keine Boutique ist mehr vor mir sicher: ein berauschendes Gefühl! Auch Sport macht mir wieder Spaß. Endlich kann ich bei Bergwanderungen wieder die Aussicht genießen, da ich nun tatsächlich oben am Gipfel ankomme, was ich zuvor lange nicht mehr geschafft habe. Auch beim Ski fahren muss ich mich nicht mehr so lange in den Skihütten aufhalten, weil ich nun endlich wieder die Kraft und Puste habe, den ganzen Tag die Piste hinunterzufahren. Ich könnte die ganze Welt umarmen.

Von Jo-Jo-Effekt keine Spur

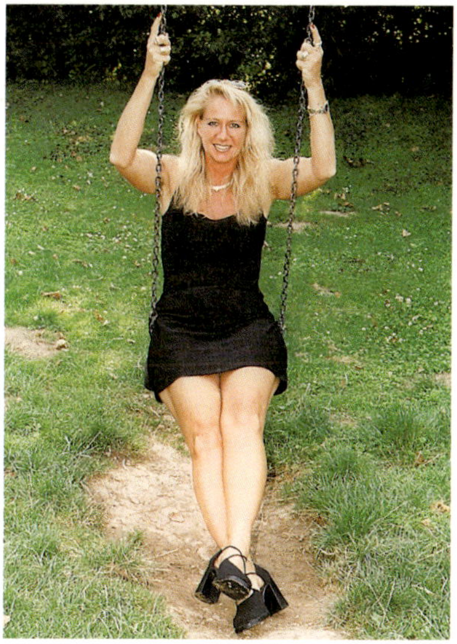

Mit knapp 40 Pfund weniger fühlt sich Susi Oettinger heute so wohl wie nie zuvor.

Jetzt, nach zwei weiteren Jahren, in denen ich mein Gewicht mühelos halte, kann ich aus tiefster Überzeugung sagen, dass Essen für mich kein Problem mehr darstellt. Ich kann frei darüber bestimmen, wann und was ich esse. Schuldgefühle und Frust nach einem Schlemmertag sind vergessen. Wenn ich hin und wieder über die Stränge schlage, esse ich am nächsten Tag einfach ein bisschen weniger – das klappt!

In der Küchenschublade liegt immer eine Packung CM_3 für den Notfall. Auch im Urlaub habe ich sie dabei. Denn eines weiß ich ganz bestimmt: Ich will nie wieder zunehmen! Und ich bin mir ganz sicher, dass ich das auch schaffe.

An gesunde Kost kann man sich gewöhnen

Ich ernähre mich heute mehr oder weniger so, wie es die Ernährungsexperten predigen. Ich esse langsamer, verwende wenig Fett beim Kochen und greife häufig zu Obst und Gemüse, Vollkornprodukten, Hülsenfrüchten, Salaten und Pilzen. Auch trinke ich nicht mehr so oft Weißbier zum Abendessen und lasse gezuckerte Limonaden und Cola komplett weg oder wähle die Light-Variante. Hätte man mir das vor ein paar Jahren erzählt, so hätte ich das garantiert als vollkommen langweilig abgestempelt. Aber Einbußen beim Geschmack habe ich in keinster Weise gehabt. Denn auch das empfehlen Ernährungswissenschaftler und Diätassistenten: Der Genuss sollte nicht auf der Strecke bleiben. D.h., sich bestimmte Lebensmittel zu verbieten, ist out. Alles in Maßen. Und ich muss sagen, damit kann ich hervorragend leben.

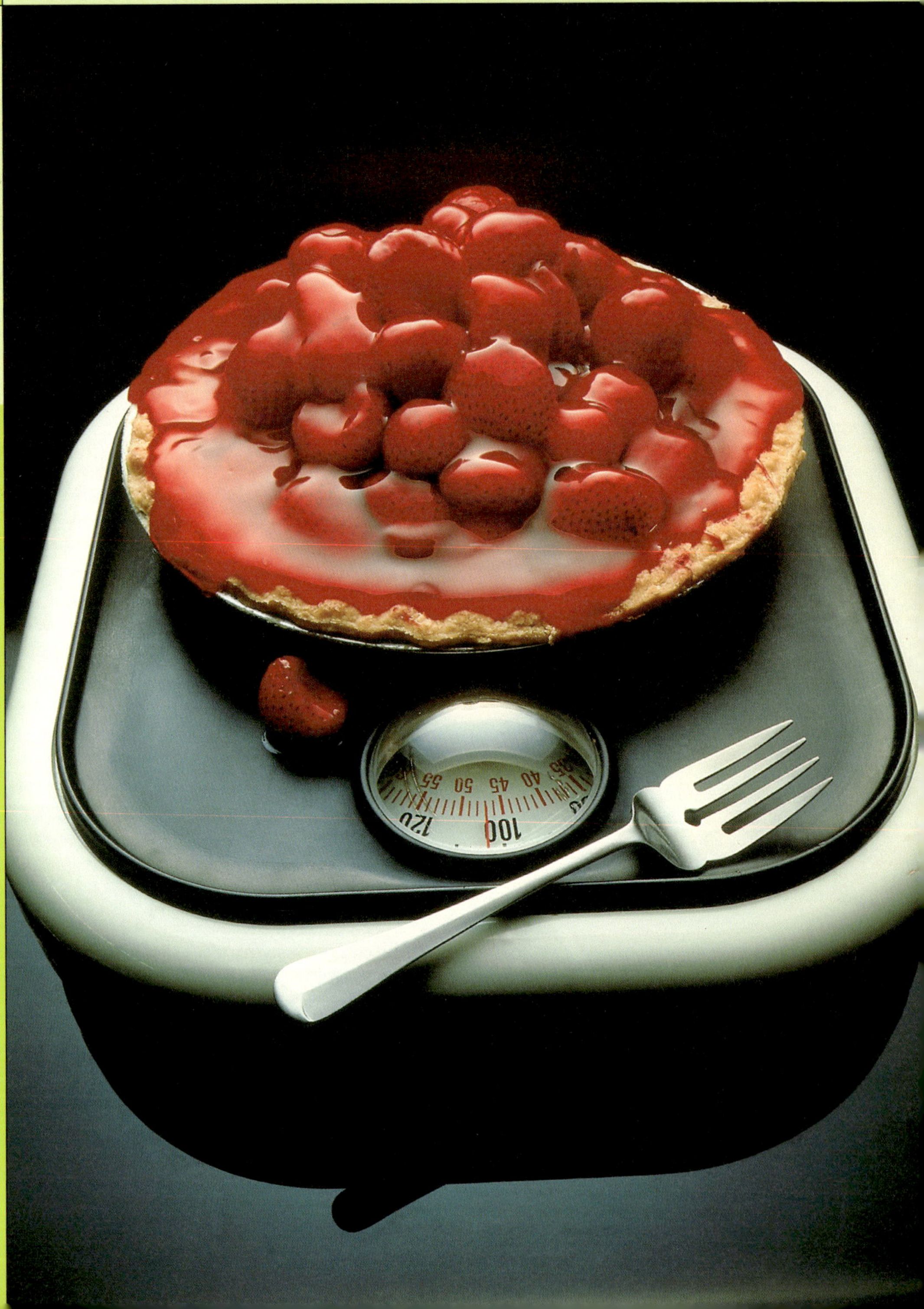

Warum Diäten zum Scheitern verurteilt sind

Zwei Drittel aller Deutschen sind übergewichtig – rund 65 Prozent der Männer und rund 50 Prozent der Frauen. Tendenz steigend, wie die Daten des Bundes-Gesundheitssurveys (Robert-Koch-Institut, Berlin) von 1998 ergeben haben. Wobei auch immer mehr Kinder betroffen sind: Bereits 23 Prozent der deutschen Kinder und Jugendlichen wiegen zu viel. Diese Entwicklung lässt sich in allen Industrieländern beobachten, in denen Nahrungsmittel im Überfluss zur Verfügung stehen und konsumiert werden.

Volkskrankheit Übergewicht

Was heißt schon dick?

Häufig wird das Gewicht nach ästhetischen Gesichtspunkten beurteilt. Hierbei orientieren sich die Menschen an einem Schönheitsideal, das stark durch die Medien geprägt wird, und die Meinungen darüber, was »zu dick« ist, gehen weit auseinander. Doch wie viel ist wirklich zu viel? Wann besteht ein Übergewicht, das die Gesundheit ernsthaft gefährdet? Die Wissenschaft bezeichnet als Übergewicht das Vorhandensein von zu viel Körperfett. Hierbei geht die Beurteilung weit über das Kosmetische hinaus, denn starkes Übergewicht kann die Gesundheit ernsthaft gefährden. Ein Übermaß an Fett führt zu vielen Krankheiten und verkürzt die Lebenserwartung. Übergewicht wird beurteilt nach dem so genannten Body Mass Index (Körpermasseindex), kurz BMI genannt.

Der Body-Mass-Index (BMI)

Das Körpergewicht ist der wichtigste Wert zur Beurteilung der Menge an Körperfett, denn bei einer Gewichtszunahme steigt immer auch der Fettanteil im Körper. Natürlich muss, um das Gewicht richtig beurteilen zu können, auch die Körpergröße mit beachtet werden. Lange Zeit wurde zur Beurteilung des Gewichts der sogenannte Broca-Index verwendet. Dabei wurde die Körpergröße in Zentimetern minus 100 gerechnet, um einen Wert für das Normalgewicht zu erhalten. Heute beurteilen Fachleute das Gewicht auf Basis des BMI. Dieser Wert stimmt besser mit dem Anteil an Fett im Körper überein als der Broca-Index und hat diesen in seiner Bedeutung abgelöst. Der BMI wird nach folgender Formel aus Gewicht und Größe berechnet:

$$\text{BMI} = \frac{\text{Körpergewicht in Kilogramm}}{(\text{Körpergröße in m})^2}$$

Zur Ermittlung Ihres BMI benötigen Sie also lediglich eine Waage und ein Maßband. Um Ihnen das mühsame Rechnen zu ersparen, gibt es Tabellen und Nomogramme, mit deren Hilfe Sie einfach Ihren BMI bestimmen können (s.S. 38). Anhand des BMIs lässt sich auch der Schweregrad des Übergewichts ermitteln.

BMI nach WHO 1995

Untergewicht	*<18,5*
Normalgewicht	*18,5-24,9*
Leichtes Übergewicht	*25-29,9*
Stärkeres Übergewicht	*30-39,9*
Massives Übergewicht	*>40*

Ältere Menschen dürfen mehr wiegen

Mit dem Alter nimmt der Anteil des Fetts am Körpergewicht ganz natürlich zu. Daher ist bei älteren Menschen auch ein höherer BMI zu erwarten. Für ältere Menschen ist ein leicht erhöhtes Gewicht gesünder als die Tendenz zu Untergewicht. Zur Beurteilung des Körpergewichts wird deshalb neben dem BMI auch das Alter berücksichtigt.

Wünschenswerter BMI nach National Research Council, USA 1989

Alter	***Wünschenswerter BMI***
19-24 Jahre	*19-24*
25-34 Jahre	*20-25*
35-44 Jahre	*21-26*
45-54 Jahre	*22-27*
55-64 Jahre	*23-28*
>64	*24-29*

Frauen haben mehr Fettgewebe als Männer

Frauen haben prinzipiell mehr Fettgewebe und weniger Muskulatur als Männer. Evolutionstechnisch betrachtet musste die Frau Reserven für Schwangerschaft und Stillzeit anlegen, während der Mann als Jäger und Sammler über ausreichend Muskulatur zu verfügen hatte. Das ist der Grund dafür, dass noch heute der Energiebedarf von Männern durchschnittlich 200 bis 400 Kilokalorien über dem der Frauen liegt, und Männer rascher abnehmen als Frauen. Männer tragen ihr Fettgewebe in der Regel am Bauch und Frauen vermehrt an den Hüften, dem Po und den Oberschenkeln. Während das männliche Fett rasch freigesetzt werden kann, wird das weibliche Fett in erster Linie in Notzeiten der Schwangerschaft und Stillzeit reduziert. Aber auch eine langfristig angelegte Diät baut das Hüft-Po-Schenkelfett ab.

Wie entsteht eigentlich Übergewicht?

Übergewicht ist meist die Folge von übermäßiger Kalorienaufnahme. Genetische und soziale Faktoren sowie das persönliche Umfeld sind weitere Ursachen. Nicht zu unterschätzen ist ein chronischer Bewegungsmangel, der ebenfalls leicht zu Übergewicht führen kann.

Heute sind mehrere Faktoren in den Genen bekannt, die eng mit Übergewicht verbunden sind. Der genetische Anteil an der Entstehung

Faktoren, die zu Übergewicht führen

- *Genetische Faktoren.*
- *Bewegungsarmut.*
- *Übermäßige Kalorienzufuhr.*
- *Soziales Umfeld.*
- *Persönliches Umfeld.*

von Übergewicht wird von Wissenschaftlern auf 30 bis 40 Prozent geschätzt. Das größte Problem bleibt aber die immer weiter zurückgehende Bewegung und das nahezu unbegrenzt zur Verfügung stehende Nahrungsangebot. Während der Organismus in früheren Zeiten bestrebt sein musste, jegliches Energieangebot sofort als Fett abzuspeichern, um zu überleben, ist dieser Effekt heute für viele Menschen ungünstig, denn er führt zu Übergewicht. Unser Körper weiß nämlich nicht, dass es keine Hungersnöte mehr gibt, und dass wir keinen Bauch brauchen, da wir Kühlschränke besitzen. Die Evolution des Menschen kommt mit der Wohlstandsgesellschaft nicht zurecht. Während der Mensch über Jahrmillionen als »Hamster« konzipiert sein musste, da sich Fasten und Nahrungsangebot ständig abwechselten, steht heute immer ausreichend, genauer gesagt viel zu viel Energie zur Verfügung.

Fett ist nur noch in geringen Mengen nötig

Problematisch ist auch, dass wir heute zu wenig von den Nahrungsmitteln essen, die in der Evolutionsgeschichte des Menschen üblich waren. In erster Linie nahm der Jäger und Sammler »Homo sapiens« Getreide, Früchte, Gemüse, Samen, Wasser, Hülsenfrüchte und Nüsse zu sich, weil sich Fleisch kaum lagern ließ und die Menschen dazu in der Lage sein mussten Werkzeuge zu benutzen. Zudem hat der Mensch keine Reißzähne, sodass er das Fleisch erst garen musste,

Übergewicht auf den Punkt gebracht

Ganz einfach ausgedrückt ist Übergewicht ein Bilanzproblem. Wenn die Energiebilanz nicht stimmt, kommt es zu Übergewicht. Wenn Sie also mehr Kalorien aufnehmen, als Ihr Körper benötigt, bildet er Fettreserven, die erst wieder verschwinden, wenn Sie mehr Energie verbrauchen, als Sie mit der Nahrung aufnehmen.

Body-Mass-Index (BMI)-Tabelle

Körpergewicht in Kilogramm

	1.36		1.40		1.44		1.48		1.52		1.56		1.60		1.64		1.68		1.72		1.76		1.80		1.84
100	54	53	51	50	48	47	46	44	43	42	41	40	39	38	37	36	35	35	34	33	32	32	31	30	30
99	54	52	51	49	48	46	45	44	43	42	41	40	39	38	37	36	35	34	33	33	32	31	31	30	29
98	53	51	50	49	47	46	45	44	42	41	40	39	38	37	36	36	35	34	33	33	32	31	30	30	29
97	52	51	49	48	47	46	44	43	42	41	40	39	38	37	36	35	34	34	33	32	31	31	30	29	29
96	52	50	49	48	46	45	44	43	42	40	39	38	37	37	36	35	34	33	32	32	31	30	30	29	28
95	51	50	48	47	46	45	43	42	41	40	39	38	37	36	35	34	34	33	32	31	31	30	29	29	28
94	51	49	48	47	45	44	43	42	41	40	39	38	37	36	35	34	33	33	32	31	30	30	29	28	28
93	50	49	47	46	45	44	42	41	40	39	38	37	36	35	35	34	33	32	31	31	30	29	29	28	27
92	50	48	47	46	44	43	42	41	40	39	38	37	36	35	34	33	33	32	31	30	30	29	28	28	27
91	49	48	46	45	44	43	42	40	39	38	37	36	36	35	34	33	32	31	31	30	29	29	28	27	27
90	49	47	46	45	43	42	41	40	39	38	37	36	35	34	33	33	32	31	30	30	29	28	28	27	27
89	48	47	45	44	43	42	41	40	39	38	37	36	35	34	33	32	32	31	30	29	29	28	27	27	26
88	48	46	45	44	42	41	40	39	38	37	36	35	34	34	33	32	31	30	30	29	28	28	27	27	26
87	47	46	44	43	42	41	40	39	38	37	36	35	34	33	32	32	31	30	29	29	28	27	27	26	26
86	46	45	44	43	41	40	39	38	37	36	35	34	34	33	32	31	30	30	29	28	28	27	27	26	25
85	46	45	43	42	41	40	39	38	37	36	35	34	33	32	32	31	30	29	29	28	27	27	26	26	25
84	45	44	43	42	41	39	38	37	36	35	35	34	33	32	31	30	30	29	28	28	27	27	26	25	25
83	45	44	42	41	40	39	38	37	36	35	34	33	32	32	31	30	29	29	28	27	27	26	26	25	25
82	44	43	42	41	40	38	37	36	35	35	34	33	32	31	30	30	29	28	28	27	26	26	25	25	24
81	44	43	41	40	39	38	37	36	35	34	33	32	32	31	30	29	29	28	27	27	26	26	25	24	24
80	43	42	41	40	39	38	37	36	35	34	33	32	31	30	30	29	28	28	27	26	26	25	25	24	24
79	43	41	40	39	38	37	36	35	34	33	32	32	31	30	29	29	28	27	27	26	26	25	24	24	23
78	42	41	40	39	38	37	36	35	34	33	32	31	30	30	29	28	28	27	26	26	25	25	24	24	23
77	42	40	39	38	37	36	35	34	33	32	32	31	30	29	29	28	27	27	26	25	25	24	24	23	23
76	41	40	39	38	37	36	35	34	33	32	31	30	30	29	28	28	27	26	26	25	25	24	23	23	22
75	41	39	38	37	36	35	34	33	32	32	31	30	29	29	28	27	27	26	25	25	24	24	23	23	22
74	40	39	38	37	36	35	34	33	32	31	30	30	29	28	28	27	26	26	25	24	24	23	23	22	22
73	39	38	37	36	35	34	33	32	32	31	30	29	29	28	27	26	26	25	25	24	24	23	23	22	22
72	39	38	37	36	35	34	33	32	31	30	30	29	28	27	27	26	26	25	24	24	23	23	22	22	21
71	38	37	36	35	34	33	32	32	31	30	29	28	28	27	26	26	25	25	24	23	23	22	22	21	21
70	38	37	36	35	34	33	32	31	30	30	29	28	27	27	26	25	25	24	24	23	23	22	22	21	21
69	37	36	35	34	33	32	31	30	29	28	28	28	27	26	26	25	24	24	23	23	22	22	21	21	20
68	37	36	35	34	33	32	31	30	29	29	28	27	27	26	25	25	24	24	23	22	22	21	21	21	20
67	36	35	34	33	32	31	31	30	29	28	28	27	26	26	25	24	24	23	23	22	22	21	21	20	20
66	36	35	34	33	32	31	30	29	29	28	27	26	26	25	25	24	23	23	22	22	21	21	20	20	19
65	35	34	33	32	31	30	30	29	28	27	27	26	25	25	24	24	23	22	22	21	21	21	20	20	19
64	35	34	33	32	31	30	29	28	28	27	26	26	25	24	24	23	23	22	22	21	21	20	20	19	19
62	34	33	32	31	30	29	28	28	27	26	25	25	24	24	23	22	22	21	21	20	20	20	19	19	18
61	33	32	31	30	29	29	28	27	26	26	25	24	24	23	23	22	22	21	21	20	20	19	19	18	18
60	32	32	31	30	29	28	27	27	26	25	25	24	23	23	22	22	21	21	20	20	19	19	19	18	18
59	32	31	30	29	28	28	27	26	26	25	24	24	23	22	22	21	21	20	20	19	19	19	18	18	17
58	31	30	30	29	28	27	26	26	25	24	24	23	23	22	22	21	21	20	20	19	19	18	18	18	17
57	31	30	29	28	27	27	26	25	25	24	23	23	22	22	21	21	20	20	19	19	18	18	18	17	17
56	30	29	29	28	27	26	26	25	24	24	23	22	22	21	21	20	20	19	19	18	18	18	17	17	17
55	30	29	28	27	27	26	25	24	24	23	23	22	21	21	20	20	19	19	19	18	18	18	17	17	17
54	29	28	28	27	26	25	25	24	23	23	22	22	21	21	20	20	19	19	18	18	17	17	17	16	16
53	29	28	27	26	25	24	24	23	22	22	21	21	20	20	19	19	18	18	18	18	17	17	16	16	16
52	28	27	27	26	25	24	24	23	23	22	21	21	20	20	19	19	18	18	18	17	17	16	16	16	16
51	28	27	26	25	25	24	23	23	22	22	21	20	20	19	19	19	18	18	17	17	16	16	16	15	15
50	27	26	26	25	24	23	23	22	22	21	21	20	20	19	19	18	18	17	17	17	16	16	15	15	15
49	26	26	25	24	23	23	22	22	21	21	20	20	19	19	18	18	17	17	17	16	16	15	15	15	14
48	26	25	24	24	23	23	22	21	21	20	20	19	19	18	18	17	17	17	16	16	15	15	15	14	14
47	25	25	24	23	23	22	21	21	20	20	19	19	18	18	17	17	17	16	16	16	15	15	15	14	14
46	25	24	23	22	22	22	21	21	20	19	19	18	18	18	17	17	16	16	16	15	15	15	14	14	14
45	24	24	23	22	22	21	21	20	19	19	18	18	18	17	17	16	16	16	15	15	15	14	14	14	13
44	24	24	23	22	22	21	21	20	19	19	18	18	18	17	17	16	16	16	15	15	15	14	14	14	13
43	23	23	22	21	21	20	20	19	19	18	18	17	17	16	16	16	15	15	15	14	14	14	13	13	13
42	23	22	21	21	20	20	19	19	18	18	17	17	16	16	16	15	15	15	14	14	14	13	13	13	12

Körperlänge in Metern

Quelle: VFED e.V.

BMI ab 40
Massives Übergewicht

BMI 30-39,9
Stärkeres Übergewicht

BMI 25-29,9
Leichtes Übergewicht

BMI 18,5-24,9
Normalgewicht

BMI 12-18,5
Untergewicht

bevor er es essen konnte. Dafür musste er wiederum Feuer machen können. Der Fleischkonsum war auch gering, weil sich Fleisch kaum lagern ließ. Unsere Vorfahren ernährten sich also vorwiegend vegetarisch und ergänzten diese Kost durch kleine Mengen Fleisch, Fisch Geflügel und Eier. Vor Jahrtausenden kam fettreiche Milch als Nahrungsmittel hinzu. Bis vor etwa 100 Jahren war Fett der wichtigste Nährstoff für den Menschen, denn Fett liefert hochkonzentrierte Energie. Heute haben wir nur einen geringen Energiebedarf und Fett ist für uns nur noch in geringen Mengen nötig.

Die in diesem Buch ausgesprochene Empfehlung einer kohlenhydrat- und ballaststoffreichen, dafür aber fettarmen Kost zielt darauf ab, eine gute Sättigung bei niedrigem Energiegehalt zu gewährleisten.

Das Geheimnis von Hunger und Sättigung

Die Nahrungsaufnahme, also das Essen, dient dem Menschen primär zur Deckung seines individuellen Energiebedarfs und der Zufuhr von Nähr- und Wirkstoffen. Körpergewicht und Körperzusammensetzung werden sowohl durch den Appetit als auch durch die genetisch vorprogrammierte Energieverwertung der Nahrung beeinflusst. Ein kompliziertes System, das längst noch nicht vollständig erforscht ist, reguliert unsere Nahrungsaufnahme und unseren Appetit. Beeinflusst wird die Nahrungsaufnahme über Hunger- und Sättigungsempfindungen. Diese wiederum unterliegen der Steuerung durch das Sättigungs- und Hungerzentrum, welches sich im Zwischenhirn (Hypothalamus) befindet. Stoffwechsel-, hormonelle und neurale Prozesse bilden einen Regelkreis, der durch die Umweltbedingungen modifiziert wird. Genetische und psychosoziale Einflüsse wirken zusätzlich modulierend auf die zentralnervöse Appetitkontrolle ein.

Was satt macht und was Hunger macht

Verantwortlich für das Auftreten von Hungergefühlen ist das Absinken des Blutzuckerspiegels. Wenn wir ausreichend große kohlenhydrathaltige und ballaststoffreiche Mahlzeiten zu uns nehmen, verschwindet das Hungergefühl, der Blutzucker steigt leicht an, wir sind satt. Traubenzucker oder Bonbons beseitigen den Hunger dagegen nicht. Nach deren Verzehr kommt es zu einem raschen Blutzuckeranstieg, der wiederum eine Insulinausschüttung bewirkt. Damit fällt der Blutzuckerspiegel und wir bekommen erneut Hunger. Süße, fetthaltige Lebensmittel sind ebenfalls keine lang anhaltenden Sattmacher. Kohlenhydrate sorgen für die Ausschüttung des Glückshormons Serotonin. Das vermindert das Hungergefühl. Dabei sind Brot, Kartoffeln und Nudeln sowie Obst, insbesondere Bananen, Schokolade und Süßigkeiten vorzuziehen, da sie zwar die Serotoninproduktion fördern, aber nicht dick machen. Dieses wiederum vermindert unser Hungerempfinden.

Für den Sättigungseffekt spielt die Art der Kohlenhydrate eine entscheidende Rolle. Zu bevorzugen sind dabei Lebensmittel, die den Blutzuckerspiegel nur wenig ansteigen lassen, z.B. ballaststoffhaltige Nahrungsmittel wie Gemüse, Obst und Vollkorngetreideprodukte. Außerdem bewirken diese Produkte eine Füllung des Magens und werden verzögert aus dem Magen an den Dünndarm abgegeben.
Das gleiche gilt für den natürlichen Ballaststoff Zellulose. Insbe-

Natürliche Zellulose

Der Ballaststoff Zellulose ist der verbreiteste Bestandteil von Pflanzenzellwänden. Er bewirkt nicht nur eine Sättigung im Magen, sondern beeinflusst auch positiv die Darmtätigkeit, da er das Stuhlvolumen vergrößert.

sondere, wenn die Zellulose in vernetzter Form vorliegt. Deshalb sorgen CM_3-Kapseln über viele Stunden für eine gute Sättigung und vermindern so das Bedürfnis nach erneuter Nahrungsaufnahme. Die Information, dass der Magen ausreichend gefüllt ist, wird über das Zentralnervensystem weitergeleitet und bewirkt, dass wir weniger essen – wir empfinden ein Sättigungsgefühl.

Mit Ballaststoffen ist Sättigung kein Problem

Dieser Sättigungsmechanismus, wonach das Essen eine Füllung des Magens bewirkt, spielt auch für die Bekämpfung von Übergewicht eine sehr wichtige Rolle. Das Sättigungsgefühl hängt deshalb weniger von den enthaltenen Kalorien ab, als vielmehr von der Magenverweildauer und dem aufgenommenen Volumen der Nahrung. Deshalb kann eine ballaststoffreiche und kalorienarme Mahlzeit ebenso gut oder sogar besser sättigen als eine ballaststoffarme kalorienreiche. Ballaststoffe liefern dem Körper direkt keine Energie, binden Wasser, haben damit ein großes Volumen, verweilen über längere Zeit im Magen und sorgen so für ein langanhaltendes Sättigungsgefühl. Daher machen ballaststoffreiche Lebensmittel wie Vollkornprodukte, Gemüse, Salat und Obst besonders gut satt.

Das trifft auch auf Zellulose zu, die heute u.a. in Medizinprodukten aus der Apotheke enthalten ist, welche die Sättigung verbessern. Fett- und zuckerreiche Speisen enthalten dagegen reichlich Energie, nehmen aber wenig Raum ein. Sie sättigen also kaum. Wichtig ist,

Die Sättigungsrangliste

1. *Ballaststoffreiche Kohlenhydratträger.*
2. *Eiweißreiche Nahrungsmittel.*
3. *Kohlenhydratträger.*
4. *Fette.*

dass Sie langsam und mit Genuss essen, denn erst nach etwa 15 bis 20 Minuten stellt sich ein Sättigungsgefühl ein. Sie sollten Ihrem Körper die Zeit geben, die er braucht, um Ihnen mitzuteilen, ob Sie vielleicht bereits satt sind!

Was sind Ballaststoffe?

Ballaststoffe kommen ausschließlich in pflanzlichen Lebensmitteln vor, und hier vor allem in Vollkornprodukten und Hülsenfrüchten. Sie können von unseren Verdauungsenzymen nicht oder nur zum Teil aufgespalten werden und liefern daher keine Kalorien. Die wichtigsten Ballaststoffe sind Zellulose, Hemizellulose, Pektin und Lignin. Ballaststoffe machen satt und schlank!

Ballaststoffe helfen beim Abnehmen

- *Ballaststoffreiche Lebensmittel verfügen über ein größeres Volumen im Vergleich zu ballaststoffarmen bei gleicher Kalorienmenge. Die Folge: Es werden weniger kalorienreiche Lebensmittel gegessen.*
- *Nahrung, die reich an Ballaststoffen ist, muss besonders lange gekaut werden. Hierdurch kommt es rascher zu einer Sättigung.*
- *Ballaststoffe verzögern und verringern die Aufnahme der Nährstoffe (auch von Fett!) im Dünndarm.*
- *Ballaststoffe verlangsamen den Blutzuckeranstieg. Dadurch steigen der Insulinspiegel und der insulinbedingte Hunger geringer an.*

Hunger ist der Feind des Übergewichtigen

Abnehmen kann nur, wer satt ist! Aus gutem Grund wurde der Satz auch als Untertitel dieses Buches gewählt, denn man kann es nicht oft genug wiederholen: Sie müssen nicht hungern, um abzunehmen! Wer isst, weil und solange er Hunger hat, wird nicht dick! Wir müssen allerdings lernen, auf unseren Hunger- und Sättigungsmechanismus

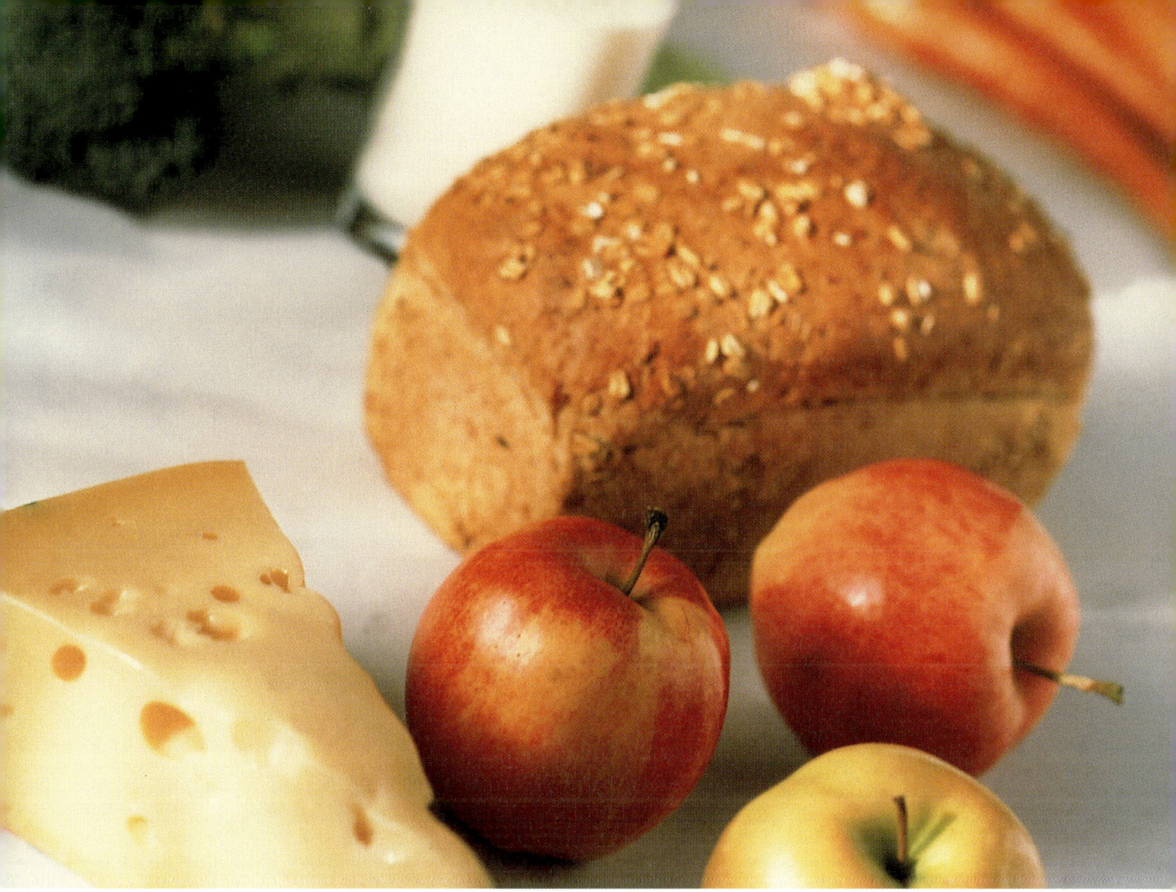

zu hören. So müssen wir essen, wenn wir hungrig sind, und aufhören, wenn wir satt sind. Vor allem müssen wir lernen, Hunger und Appetit zu unterscheiden. Gefühle wie Ärger, Frust und Stress, aber auch Freude und Aufregung sollten nicht durch Essen kompensiert werden. Bohrender Hunger als ständiger Begleiter von Diäten ist das größte Problem bei der Bekämpfung des Übergewichts.

Abnehmen, aber wie?

Wenn Sie tatsächlich zu viel wiegen, dann lohnt sich Abnehmen in jedem Fall. Selbst wenn Sie nicht Ihr Normalgewicht erreichen sollten – Ihr Körper wird Ihnen jedes Kilo weniger danken! Doch richtiges Abnehmen muss man planen. Wir haben bereits aufgelistet, wie viele Faktoren bei der Entstehung von Übergewicht mitwirken können. So wird verständlich, warum es so schwer ist, abzunehmen und das verminderte Gewicht danach auch zu halten. Wenn Sie also schon einige Diäten hinter sich haben, ohne dauerhaften Erfolg – zweifeln Sie nicht an sich! Denn mit diesem Problem sind Sie wahrlich nicht allein. Die meisten Übergewichtigen haben schon ein Dutzend Diäten und mehr ausprobiert, nur, um immer wieder zu scheitern und immer dicker zu werden.

Jo-Jo-Effekt – wer fürchtet ihn nicht?

Wer kennt das nicht: Kaum hat man sich mühsam einige Kilos heruntergehungert, sind sie auch schon wieder da – und noch mehr! Dieser Jo-Jo-Effekt, gemeint ist der ständige Wechsel von Zu- und Abnehmen, ist das häufigste Problem herkömmlicher Diäten. Weil dem Körper plötzlich weniger Energie zugeführt wird als sonst, stellt er sich auf eine Notsituation ein. Er schraubt seinen Energieverbrauch herunter, um auch mit dieser wenigen Energie auszukommen - geht sozusagen auf Sparflamme. Nach Beendigung der Diät wird meist wieder »normal« gegessen. Der Körper registriert das Ende der Hungerphase und will seine angegriffenen Energiespeicher möglichst schnell wieder auffüllen. Die Folge: In kürzester Zeit zeigt die Waage das alte Gewicht, oft sogar noch mehr. An diesem Beispiel können Sie ganz deutlich erkennen: Abnehmen allein ist noch kein Sieg!

Besiegen Sie das Jo-Jo in Ihrem Körper!

Um diesen Jo-Jo-Effekt zu vermindern, sollten Sie die Energiezufuhr nicht wie bei den meisten Crash-Diäten drastisch reduzieren, sondern Schritt für Schritt vorgehen. Auf diese Weise können Sie Ihren Körper ein wenig austricksen. Wenn er sich nicht auf eine Hungersituation einstellen muss, vermindert er auch den Energieverbrauch im Ruhezustand nicht so stark und gewöhnt sich langsam an die geringere Energiezufuhr. Nach einiger Zeit akzeptiert er dies und auch die

Tatsache, dass sich das Körpergewicht vermindert hat. Das heißt, es stellt sich auf einem niedrigeren Gewichtsniveau ein neues Gleichgewicht ein, das der Körper als seinen neuen »Richtwert« ansieht, den es zu halten gilt. Haben Sie diesen erst einmal erreicht, haben Sie den Kampf gegen Ihr Gewicht gewonnen! Doch das dauert natürlich einige Zeit. Jahrelange Gewohnheiten muss der Körper dafür aufgeben, ebenso wie Sie. Daher erklärt sich der Unsinn der Kurzdiäten, Fastenkuren oder Crashdiäten.

Abnehmen nur mit viel Bewegung

Der Sinn einer Diät ist es, vor allem Fett, nicht aber Muskulatur abzubauen. Ganz verhindern lässt sich der Muskelverlust zwar nicht, aber Sie können ihn in Grenzen halten. Dafür ist Bewegung wichtig. Im Rahmen einer Gewichtsreduktion werden die Betroffenen häufig schlapp und lustlos - sie bewegen sich noch weniger als sonst. Der Körper, dem ja während einer Diät weniger Energie zugeführt wird als er braucht, baut seine Reserven ab. Zunächst verwendet er auch die in den Muskeln gespeicherte Energie in Form von Glykogen und Eiweiß. Doch der Körper verbraucht nicht wahllos irgendwelche Stoffe, sondern in erster Linie die, die er als »nicht so wichtig« ansieht. Also zeigen Sie ihm, dass Sie alle Ihre Muskeln brauchen, und bewegen Sie sich regelmäßig! Das erhöht außerdem Ihren Energieverbrauch und Ihr Wohlbefinden! Zudem fängt Ihr Körper eher an, Fett zu verbrauchen.

Eine aktuelle Studie hat ergeben, dass es gesundheitlich günstiger ist, mit Bewegung abzunehmen als ohne. In der Studie wurden die Probanden in zwei Gruppen eingeteilt. Eine Gruppe sparte 700 kcal ausschließlich über die Ernährung ein, die andere ebensoviele kcal bei gleichzeitiger sportlicher Betätigung. Die Gewichtsabnahme war in beiden Gruppen gleich, mit dem Unterschied, dass die Sport-Gruppe mehr Fett abbauen konnte als die Vergleichsgruppe.

Energieverbrauch durch körperliche Aktivität

Sportart	Energieverbrauch pro 30 Minuten	Fettabbau
Gehen, langsam	88 kcal	13 g
Gehen, rasch	100 kcal	14 g
Wandern	130 kcal	19 g
Dauerlaufen, Joggen und Walken	330 – 360 kcal	48 – 51 g
Rad fahren, langsam	125 kcal	19 g
Rad fahren, moderat	190 kcal	27 g
Rad fahren, rasch	305 kcal	44 g
Gymnastik, Aerobic	235 kcal	34 g
Schwimmen	155 kcal	22 g
Skilanglauf	315 kcal	45 g
Turnen	280 kcal	40 g
Rudern	128 – 325 kcal	18 – 46 g
Tischtennis	158 kcal	23 g
Tennis	180 kcal	23 g
Tanzen, Foxtrott	155 kcal	22 g
Tanzen, Walzer	180 kcal	26 g
Fechten	290 – 325 kcal	41 – 46 g
Reiten, Trab	147 kcal	21 g

Sport macht beweglich, attraktiv, straff und schlank!

Die oben stehenden Angaben (siehe Tabelle) wurden für einen 70 Kilogramm schweren Erwachsenen errechnet. Übergewichtige verbrauchen etwas mehr, denn sie schleppen mehr Pfunde mit sich herum. Um ein Kilogramm Fettgewebe abzubauen, müssen Sie schon elf Stunden Skilanglaufen oder 19 Stunden Walzer tanzen. Vor diesem Hintergrund ist es leicht zu verstehen, dass alle sinnvollen

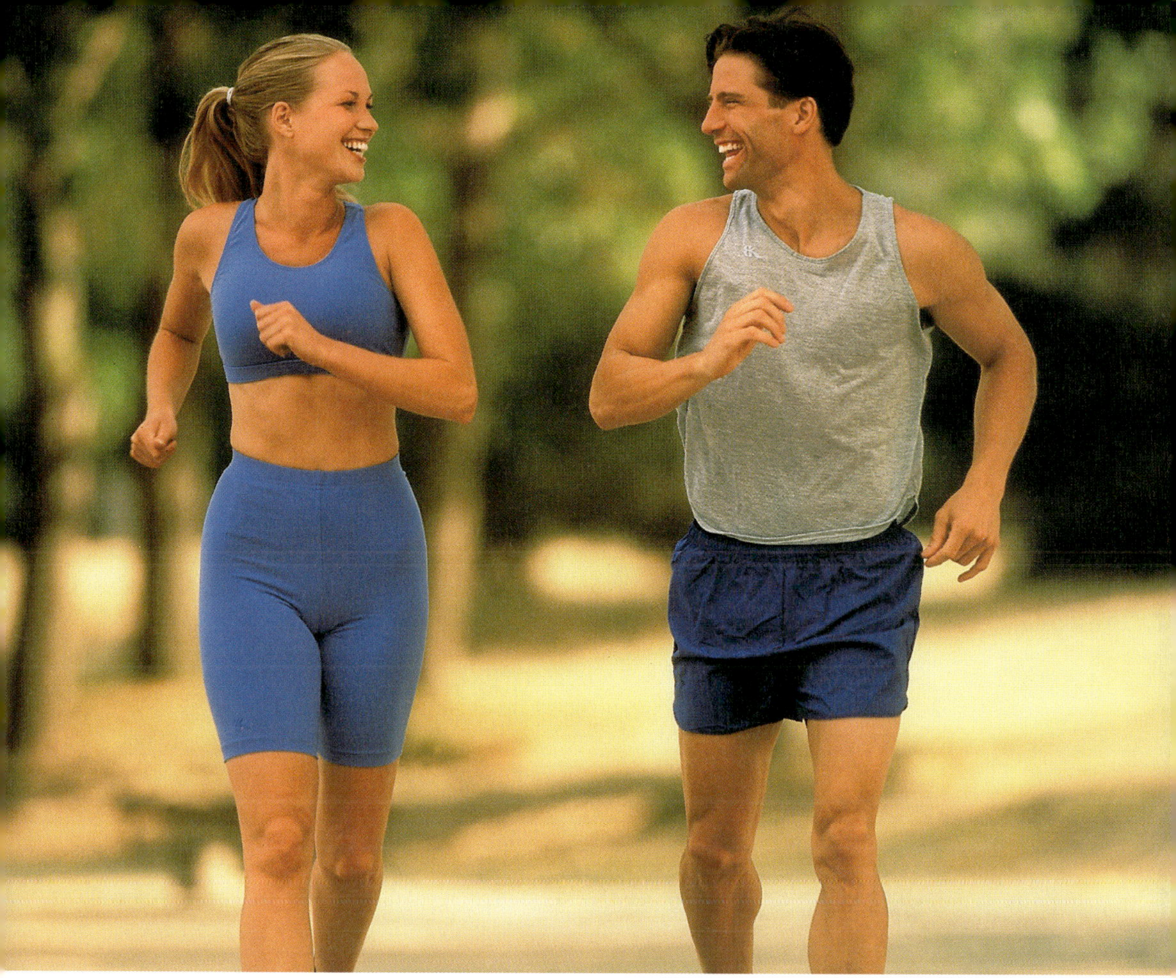

Ernährungsprogramme auch tägliche Bewegung einschließen. Wenn Sie also ein Jahr lang jeden Tag eine halbe Stunde wandern, verlieren Sie keine Muskulatur und bauen sieben Kilogramm Fettgewebe ab. Gleichzeitig straffen Sie Ihr Gewebe und verbessern Ihre Silhouette. An diesem kleinen Beispiel können Sie sehen, dass sich Bewegung lohnt: Für Ihre Figur und Ihre Gesundheit. Fangen Sie am besten gleich an. Aber vergessen Sie nicht, mit Ihrem Arzt zu besprechen, welche Bewegungs- oder Sportarten für Sie gut geeignet sind.

Kalorienreduzierte Mischkost: die einzig sinnvolle Diät
So umständlich der Name klingen mag, so unkompliziert ist die Handhabung. Bei der kalorienreduzierten Mischkost handelt es sich

um keine Diät im herkömmlichen Sinn, sondern um eine Ernährungsweise, die Sie ein Leben lang beibehalten können und auch sollten. So leben Sie auf Dauer gesünder und das Schöne ist, Sie nehmen auch dabei ab. Es bedarf keiner aufwendigen Regeln, nur einiger einfacher Grundsätze. Sie brauchen auch nicht alle Ihre liebgewonnenen Gewohnheiten abzulegen. Ein bisschen Kalorienzählen wird zu Beginn vielleicht noch nötig sein, schon allein um Ihnen den Unterschied zwischen Ihrer bisherigen und der neuen Ernährungsweise vor Augen zu führen. Doch mit der Zeit werden Sie lernen, welche Nahrungmittel geeignet sind und welche weniger. Die CM_3-Diät entspricht allen Regeln der kalorienreduzierten Mischkost.

So einfach geht es

Empfohlen wird eine Kalorienzufuhr, die etwa 500 bis 1000 Kilokalorien unter Ihrem Energiebedarf liegt. Wie bereits erwähnt, ist es sinnvoll, die Kalorienmenge schrittweise zu reduzieren. Je nach Alter und Ausgangsgewicht genügt eine Beschränkung auf etwa 1200 bis 1800 Kalorien pro Tag. Mindestens 1200 bis 1300 Kilokalorien sollten es aber täglich sein, sonst kann es zu deutlichen Mangelerscheinungen, insbesondere an Eisen, dem Vitamin-B-Komplex, Zink und Jod kommen. Generell ist es sinnvoll, bei längerfristiger Anwendung ein Multivitamin-Mineralstoff-Präparat einzunehmen. Sobald Sie Ihr Wunschgewicht erreicht haben, können Sie die Kalorienmenge langsam wieder erhöhen, sodass Sie Ihr vermindertes Gewicht halten. Aber fallen Sie dabei nicht in Ihre alten Ernährungsmuster zurück!

Auf die richtige Auswahl kommt es an

Der größte Teil Ihrer Nahrung sollte aus Kohlenhydraten bestehen, wobei mehr komplexe Kohlenhydrate eingesetzt werden sollten als Zucker. Als komplexe Kohlenhydrate werden Vielfachzucker bezeichnet, die z.B. als Stärke in Vollkorngetreideerzeugnissen, Kartoffeln

Das müssen Sie beachten

- *Essen Sie fettarm.*
- *Essen Sie ballaststoffreich.*
- *Essen Sie viel frisches Obst und Gemüse.*
- *Sorgen Sie für abwechslungsreiche Auswahl Ihrer Lebensmittel.*
- *Trinken Sie viel (2 bis 3 Liter), möglichst kalorienfreie Getränke.*
- *Reduzieren Sie Zucker.*

und Hülsenfrüchten vorkommen. Diese Lebensmittel liefern nicht nur viel Speisevolumen bei vergleichsweise wenigen Kalorien, sie enthalten auch noch weitere wichtige Inhaltsstoffe wie Vitamine, Mineralien und Ballaststoffe. Fett ist der Dickmacher Nr. 1. Es liefert etwa doppelt soviel Energie wie Eiweiß und Kohlenhydrate. Fetthaltige Lebensmittel sollten daher vermieden werden. Halten Sie sich an diese Empfehlungen, so werden Sie Ihre Ernährung Stück für Stück auf eine ausgewogene Mischkost umstellen. Dank der großen Auswahl an Lebensmitteln, die wir hier zu Lande vorfinden, lässt sich diese Kost sehr abwechslungsreich gestalten und ist damit auch langfristig anwendbar. Dies ist wichtig, da für eine dauerhafte Gewichtsreduktion eine ebenso dauerhafte Änderung der Ernährungsgewohnheiten gewährleistet sein muss. Mit der kalorienreduzierten, kohlenhydratliberalen Mischkost, die Sie in diesem Buch vorfinden (1200 bis 1600 kcal/Tag), können Sie eine Gewichtsabnahme von etwa einem Kilogramm pro Woche erreichen.

Richtig abnehmen beginnt im Kopf

Zunächst einmal sollten Sie sich klar machen, welches Ziel Sie erreichen wollen. Meist haben Übergewichtige eine recht unrealistische Vorstellung davon, welche Erfolge Sie erzielen können. Machen Sie sich frei von den Versprechungen der Werbung und vor allem

Kohlenhydrate – das Benzin des Körpers

Die direkte Energieversorgung des Körpers – über den Blutzucker – stammt aus kohlenhydratreichen Nahrungsmitteln. Das sind Getreideprodukte (Vollkornbrot und –brötchen, Vollkornreis und Vollkornnudeln ist dabei der Vorzug vor Weißmehlprodukten zu geben), Gemüse, Salat, Kartoffeln und Obst sowie Zucker.

Mit Ausnahme von Zucker und zuckerreichen Lebensmitteln sind kohlenhydratreiche Nahrungsmittel gesund und relativ kalorienarm. Mit Kohlenhydraten dick zu werden, ist nur schwer möglich. Obst, Gemüse, Kartoffeln und Getreideprodukte sind reich an wertvollen Ballaststoffen und somit ein wichtiger Bestandteil unserer Ernährung. Aktuelle wissenschaftliche Untersuchungen konnten einwandfrei nachweisen, dass kohlenhydrathaltige Lebensmittel den höchsten Sättigungswert haben, wenn sie gleichzeitig ballaststoffreich sind. Die beste Sättigung lösen Pellkartoffeln (am besten mit Schale) und grobe Vollkornbrote aus.

von dem Schlankheitsideal, das heutzutage die Medien beherrscht. Also: Fassen Sie als erstes ein klares, umsetzbares Ziel. Dieses sollte allerdings nicht nur eine kurzfristige Gewichtssenkung sein! Erstrebenswert ist vielmehr eine langfristige, möglichst dauerhafte Änderung in Richtung einer gesunden Ernährungsweise und einem aktiven Lebensstil. Befreien Sie sich von der Vorstellung einer Gewichtsreduktion um fünf Kilogramm pro Woche und einem anschließend stabilen Gewicht! Eine langsame Gewichtsabnahme ist empfehlenswert, also bis zu einem Kilogramm wöchentlich. So kann sich der Körper an die Umstellung gewöhnen und wird nicht so sehr unter Stress gesetzt. Sie wissen ja: Jedes Kilo weniger ist eine Erleichterung für Sie und Ihren Körper! Diätassistenten und Ernährungswissenschaftler (Diplom-Oecotrophologen) helfen Ihnen bei der Umsetzung der neuen Ernährungsweise.

Tipps zum Durchhalten

- *Nehmen Sie sich nicht zu viel auf einmal vor, sondern setzen Sie sich erreichbare Etappenziele!*
- *Achten Sie weniger auf die Waage, sondern auf individuelle Veränderungen: Vielleicht passt Ihnen Ihre Hose besser oder Sie haben weniger Atemnot?*
- *Konzentrieren Sie sich auf die Kilos, die Sie abgenommen haben. Lassen Sie das verbleibende Körpergewicht erst einmal außer Acht. Sie können auch Vergleiche ziehen zu Diäten, die Sie schon vorher ausprobiert haben, das kann anspornen und motivieren!*

Fahren Sie mehrgleisig

Grundsätzlich sollten immer mehrere Maßnahmen gleichzeitig eingesetzt werden, wenn es darum geht, Übergewicht zu bekämpfen; der Erfolg ist dann meist besser als bei nur einer Methode. Ihr Ziel sollte eine Ernährungsumstellung hin zu einer kalorienärmeren, gesunden und ausgewogenen Kost sein. Auch ein Bewegungsprogramm gehört dazu: mindestens zwei- bis dreimal wöchentlich eine halbe Stunde Ausdauersport, das erhöht den Kalorienverbrauch, stärkt Herz und Kreislauf und steigert Ihr Wohlbefinden! Ob zusätzlich eine psychologische Betreuung nötig ist, hängt vom jeweiligen Einzelfall ab.

Gewichtsverlust = Flüssigkeitsverlust

Zu Beginn einer Diät verliert der Körper große Mengen Flüssigkeit. Bei einer Crash-Diät kann es in wenigen Tagen zu sechs Kilogramm oder mehr Gewichtsverlust kommen. Dabei handelt es sich aber fast ausschließlich um Wasser, nicht um Fett. Sofort nach Beendigung der Diät lagert der Körper das Wasser dort wieder ein, wo es hingehört – er ist auf dieses Wasser angewiesen. Um einen solchen Flüssigkeitsverlust zu vermeiden ist es wichtig, während der Gewichtsreduktionsphase reichlich zu trinken. Sie sollten täglich mindestens 2,5, besser 3,0 Liter kalorienfreie Flüssigkeit zu sich nehmen.

Nicht jedes Getränk ist geeignet

Viele Menschen unterschätzen den Energiegehalt von Getränken. Bedenken Sie, dass ein Liter Cola 440 Kalorien enthält, und der ist rasch getrunken. Um eine Kalorienbelastung auszuschließen, trinken Sie Mineralwasser, stark verdünnte Fruchtsäfte oder andere kalorienarme Getränke. Aber auch Kräuter- und Früchtetee sowie Kaffee und Schwarztee in Maßen sind geeignet. Limonaden, Fruchtnektar und Fruchtsaftgetränke enthalten neben Fruchtsaft noch Wasser, Zucker und andere Zutaten. Sie sind aufgrund ihres hohen Kaloriengehalts bei einer Reduktionskost wenig ratsam. Als Getränk völlig ungeeignet ist auch Milch – sie enthält relativ viel Fett, Kohlenhydrate und Eiweiß. Milch ist zweifellos ein gesundes Nahrungsmittel und im Rahmen einer Mahlzeit eine ernährungsphysiologisch wertvolle Ergänzung, wenn Sie den Kaloriengehalt beachten. Trinken Sie nur fettarme Milch, denn Voll- oder Landmilch enthalten pro Liter zwischen 35 und 40 Gramm reines Fett (zum Vergleich: fettarme Milch enthält 15 Gramm Fett pro Liter). Alkohol fördert die Gewichtszunahme durch zwei Effekte. Zum einen ist Alkohol ein energiereicher Stoff und zum anderen hemmt Alkohol den Fettabbau. Daher sollte Alkohol nur in Maßen getrunken werden.

Reichlich Vitamine und Mineralstoffe

Vitamine und Mineralstoffe haben wichtige Funktionen im Stoffwechsel und müssen daher gerade während der Gewichtsreduktion ausreichend zugeführt werden. Schon bei regelmäßiger Kost mit weniger als 2000 Kalorien ist der Bedarf in der Regel nicht mehr gedeckt. Daher ist es ratsam, täglich ein Multivitamin-Mineralstoff-Präparat einzunehmen.

Abnehmen heißt richtig zubereiten

Bei Übergewicht bieten sich insbesondere Zubereitungsarten an, die ohne oder mit wenig Fett auskommen. Das sind Kochen, Dünsten, Dämpfen, Garen im Schnellkochtopf, in der Mikrowelle oder im Römertopf sowie Grillen oder Backen. Fettreiche Zubereitungsarten wie Braten und Frittieren sind dagegen weniger geeignet. Als Bratfett verwenden Sie am Besten ein hocherhitzbares Fett, z.B. Sojaöl, von diesem benötigen Sie weniger. Verwenden Sie eine Pfanne mit Spezialbeschichtung, z.B. Teflon. Dadurch benötigen Sie weniger Fett. Und geben Sie Ihr Bratgut erst dann in die Pfanne, wenn das Fett richtig heiß ist. Ganz ohne Fett können Sie in einem Kontaktgrill braten. Anstatt frittierte Pommes frites können Sie Backofen-Pommes verwenden. Unser Vier-Wochen-Programm gibt Ihnen weitere Anregungen zur kalorien- und fettsparenden Zubereitung.

Light-Lebensmittel

Der Begriff »light« ist lebensmittelrechtlich nicht geschützt. Daher kann es sein, dass »Light-Lebensmittel« genauso viele Kalorien enthalten wie Vergleichslebensmittel. Wenn dagegen die Worte kalorienarm, geringer oder verminderter Brennwert angegeben sind, können Sie sich darauf verlassen, dass diese Lebensmittel weniger Kalorien als vergleichbare Lebensmittel enthalten. Dies erreicht die Industrie, indem sie Zucker durch Süßstoff ersetzt und/oder den Fettgehalt vermindert. Der Hinweis »verminderter Brennwert« bedeutet, dass das Lebensmittel 40 Prozent weniger Energiegehalt aufweist als ein herkömmliches Produkt.

Eiweiß ist jetzt besonders wichtig

Um Ihren Eiweißbedarf zu decken, sollten Sie täglich ca. 0,6 Gramm Eiweiß pro Kilogramm Körpergewicht zu sich nehmen – z.B. durch den Verzehr von fettarmer Milch, Milchprodukten, Seefisch sowie magerem Fleisch. Um Übergewichtige vor dem Abbau von Körpereiweiß, insbesondere Muskulatur zu schützen, muss deren Kost besonders eiweißreich sein. Die Pläne unseres Vier-Wochen-Programms enthalten mindestens 60 Gramm Eiweiß pro Tag. Das reicht auch noch für Menschen mit einem Körpergewicht von über 100 Kilogramm.

Die CM_3-Diät – Wissenschaftliche Hintergründe und Fakten

Hinter der CM_3-Diät steht ein ernährungsmedizinisches Konzept, das den neuesten wissenschaftlichen Erkenntnissen sowie den Anforderungen der Ernährungswissenschaft, Ernährungsmedizin und der Diätetik entspricht. Die CM_3-Diät ist in ein Vier-Wochen-Programm gegliedert, kann aber auch darüber hinaus durchgeführt werden. Mit dem Konzept der CM_3-Diät eignen Sie sich Schritt für Schritt ein neues Ess- und Trinkverhalten an. Die Energiezufuhr beginnt mit 1600 Kilokalorien und einem normalen Ballaststoffgehalt. Im Verlauf der nächsten drei Wochen sinkt die Energiezufuhr und der Ballaststoffgehalt steigt an. Es ist normal, dass Übergewichtige im Verlauf der Reduktionskost immer weniger Energie verbrauchen. Der Körper reduziert seinen Energieverbrauch im Ruhezustand. Mit der CM_3-Diät wird erstmalig ein Konzept angeboten, das genau diesen Punkt berücksichtigt und damit das Risiko eines Gewichtsstillstands minimiert, der meist nach zwei bis drei Wochen erfolgt. Besagtes Ge-

Der Weg zur ballaststoffreichen Ernährung

1. Woche	*1600 Kilokalorien*	*15-20 Gramm Ballaststoffe*
2. Woche	*1500 Kilokalorien*	*20-25 Gramm Ballaststoffe*
3. Woche	*1400 Kilokalorien*	*25-35 Gramm Ballaststoffe*
4. Woche	*1200-1400 Kilokalorien*	*35-45 Gramm Ballaststoffe*

wichtsplateau können Sie mit Hilfe der CM_3-Diät vermeiden. Sie ist außerdem so konzipiert, dass sie durch einen ausreichenden Eiweißgehalt und eine nicht zu extreme Energiebeschränkung den Jo-Jo-Effekt weitgehend verhindert.

CM_3 hilft bei der Umstellung

Da der Körper sich erst an eine hohe Ballaststoffzufuhr gewöhnen muss, steigert die CM_3-Diät den Ballaststoffgehalt der Nahrung Schritt für Schritt. Dieses einmalige Konzept führt dazu, dass Sie abnehmen, ohne gleichzeitig hungern zu müssen. Ob Sie unterstützend CM_3 einsetzen, bleibt Ihnen und Ihrem Hungergefühl überlassen. Die CM_3-Diät ist auf vier Mahlzeiten pro Tag ausgelegt. Auf diese Weise vermeiden Sie starke Blutzuckerschwankungen und damit Hungerattacken und Phasen, in denen durch einen hohen Insulinspiegel der Fettabbau verhindert wird. Der Energiegehalt der Tagespläne nimmt im Laufe der vier Wochen kontinuierlich ab, sinkt aber nie unter 1200 Kilokalorien, und trotzdem wird das Sättigungsgefühl immer besser. Das liegt daran, dass der Fettgehalt immer weiter zurück- und der Ballaststoffanteil immer weiter hochschraubt wird. Länger als 12 Wochen sollten Sie die Diät nicht durchführen. Danach gönnen Sie Ihrem Körper eine dreimonatige Stabilisierungsphase mit ca. 1700 Kilokalorien. Anschließend können Sie ggf. nochmals 12 Wochen nach dem gleichen Schema einlegen. Dieses Konzept führen Sie so lange durch, bis Sie Ihr Zielgewicht erreicht haben. Danach kann die Dauerenergiezufuhr je nach Bedarf bei 1800 bis 2400 Kilokalorien liegen. Wer aber glaubt, nach der Diät wieder »reinhauen« zu können, liegt falsch, denn was vor der Reduktionskost falsch war, ist nach der Gewichtsabnahme auch nicht richtig. Die neue Ernährungsweise muss dauerhaft beibehalten werden. Eine ballastoffreiche, aber fettarme Kost unterstützt Sie dabei. Und ist der Hunger einmal unerträglich, hilft Ihnen CM_3, diese Klippe zu umschiffen.

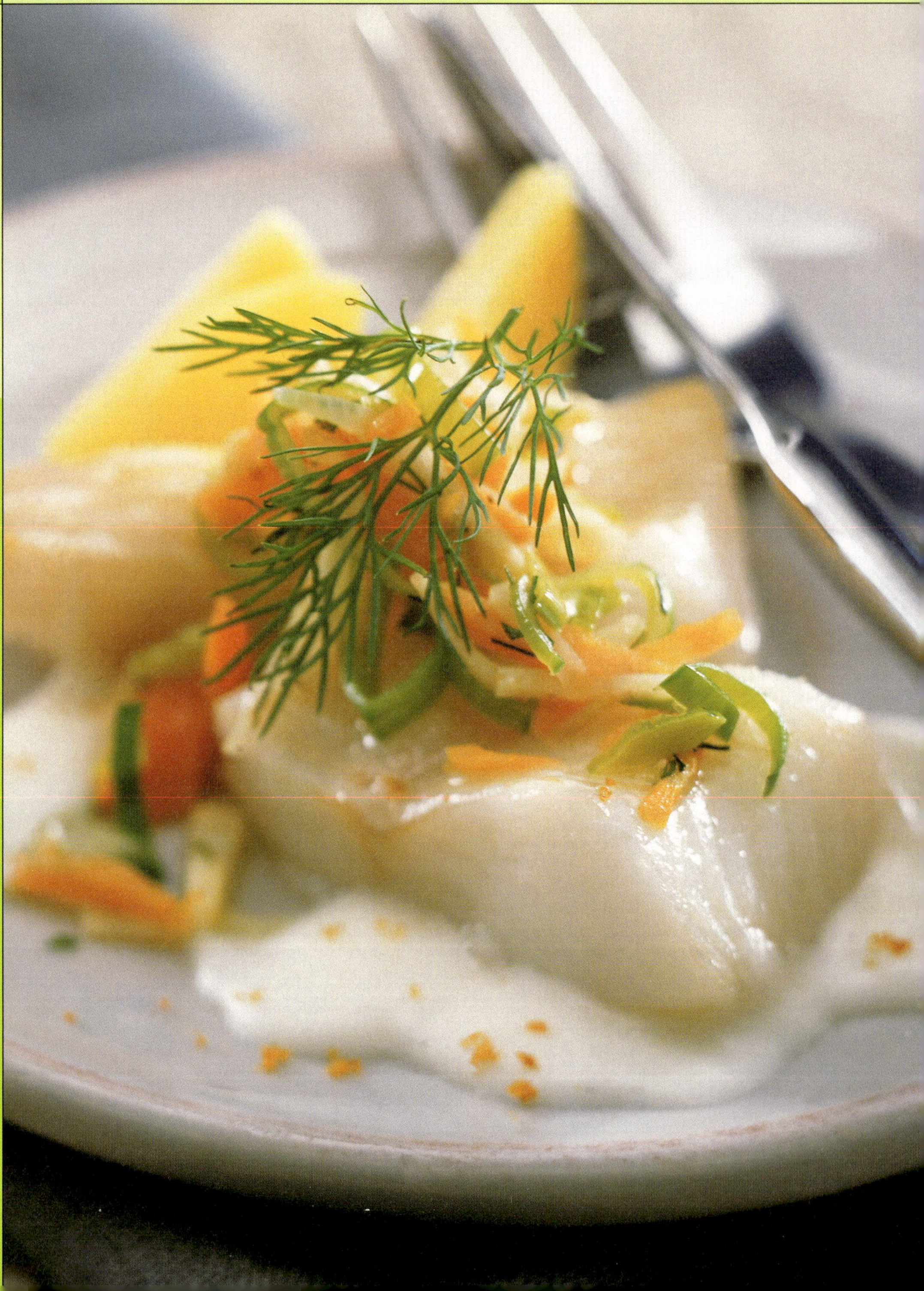

Essend abnehmen mit der CM_3-Diät

Mit den leckeren Rezepten unseres Vier-Wochen-Programms werden Sie spielend abnehmen ohne zu hungern. Und Sie stellen Ihre Ernährung auf eine fettarme, kohlenhydratreiche, dafür aber kalorienreduzierte Kost um.

Gewicht reduzieren in vier Wochen

Im Laufe der Vier-Wochen-Diät nehmen Sie auf einfache Art und Weise ab, indem Sie Ihre Ernährung Schritt für Schritt auf eine ballaststoffreiche, fett- und kalorienarme Kost umstellen. Die Rezepte sind so aufgebaut, dass der Ballaststoffanteil von Woche zu Woche leicht ansteigt und der Kaloriengehalt entsprechend sinkt. In der ersten Woche nehmen Sie täglich etwa 18 bis 20 Gramm Ballaststoffe und 1600 Kalorien zu sich, in der vierten sind es dann bereits rund 45 Gramm bei nur noch 1200 bis 1400 Kalorien. Sie werden feststellen, dass die Sättigung in der vierten Woche im Vergleich zur ersten mindestens genau so hoch ist – und das, obwohl Sie weniger Kalorien zu sich nehmen. Um Ihnen den Diäteinstieg zu erleichtern, empfehlen wir, zusätzlich CM_3-Kapseln einzunehmen. Sie werden jedoch bald merken, dass Sie mit zunehmendem Ballaststoffanteil die CM_3-Einnahme Schritt für Schritt reduzieren können. Mit Hilfe der folgenden Rezepte werden Sie nicht nur erfolgreich abnehmen, sondern auch lernen, sich gesund und kalorienarm zu ernähren. Der Jo-Jo-Effekt wird für Sie kein Thema mehr sein. Im Gegensatz zu sogenannten Crash-Diäten verlieren Sie Ihr Gewicht bei der CM_3-Diät zwar langsamer, dafür aber stetig und dauerhaft.

Darauf sollten Sie achten

- *Denken Sie daran, ausreichend zu trinken: mindestens zwei, besser drei Liter pro Tag.*
- *Die Angaben zu Kalorien, Eiweiß-, Fett-, Kohlenhydrat- und Ballaststoffgehalt wurden auf praktikable Werte gerundet.*
- *Bitte verwenden Sie zum Schutz Ihrer Schilddrüse und Ihrer Zähne ausschließlich fluoridiertes Jodsalz.*
- *Bitte nehmen Sie täglich eine Multivitamin-Mineralstoff-Tablette ein.*

Frühstück

Schinkenburger

2 Scheiben Toastbrot
1 TL Tomatenketchup
1 EL Schmelzkäse (30% Fett)
1 Blatt Lollo Rosso
2 kleine Gewürzgurken

1 Scheibe gek. Schinken (30g)
1 kleine Tomate
etwas frischer Schnittlauch
weißer Pfeffer

Getränke:
1 große Tasse Kräutertee, evtl. mit Süßstoff, 2 große Gläser Mineralwasser

- Brot toasten, eine Scheibe mit Tomatenketchup, die andere mit Schmelzkäse bestreichen.
- Abwechselnd mit Salat, Gewürzgurkenscheiben, Schinken und Tomatenscheiben belegen.
- Mit Schnittlauchröllchen und weißem Pfeffer bestreuen.

Viel Trinken nicht vergessen

Zum Frühstück trinken Sie jeweils 200ml Kaffee oder Schwarztee mit fettarmer Milch bzw. Kondensmilch (4% Fett), ggf. mit Süßstoff und dazu zwei große Gläser Mineralwasser. Zum Mittag- und Abendessen nehmen Sie ebenfalls reichlich Mineralwasser zu sich, auch ein kalorienarmes Light-Getränk ist immer erlaubt. Ab und zu ist auch ein kleines Glas Saft vorgesehen.

Zwischenmahlzeit

Sanddorn-Pfirsich-Joghurt

150g Naturjoghurt (1,5% Fett)
1 1/2 EL Sanddornsaft
1 EL frisch gepresster Orangensaft

1/2 kleiner Pfirsich
3 EL Cornflakes
Mark einer 1/4 Vanilleschote, Süßstoff

Getränk:
2 große Gläser Mineralwasser

- Vermischen Sie den Joghurt mit Sanddornsaft, frisch gepresstem Orangensaft und mundgerechten Pfirsichwürfeln.
- Heben Sie die Cornflakes und die Vanille darunter und schmecken Sie den Joghurt mit Süßstoff ab.

Mittagessen

Gedünstete Forelle auf Mangoldgemüse und Zitronenkartoffeln

Getränk:
2 große Gläser Mineralwasser

1 kleine Forelle, frisch oder tiefgekühlt (150g)
1 EL Zitronensaft
2 mittelgroße Kartoffeln
1 TL Halbfettmargarine
150g frischer Mangold
Jodsalz, Knoblauch, schwarzer Pfeffer, Cayennepfeffer

- Forelle in Zitronen-Salz-Wasser ca. 10 Minuten garziehen.
- In der Zwischenzeit Salzkartoffeln kochen, dann mit Zitronensaft beträufeln.
- Die Margarine über die gegarte Forelle geben.
- Mangold waschen, in mundgerechte Stück teilen und in kochendem Wasser gar dünsten, abtropfen lassen und mit Salz, zerdrücktem Knoblauch und Pfeffer abschmecken.

Dessert: 1 Blutorange

Susi Oettinger: Dünsten spart Kalorien

Beim Dünsten wird das Gemüse, der Fisch oder das Geflügel im eigenen Saft, unter Zugabe von wenig Fett und etwas Flüssigkeit im geschlossenen Topf gegart. Ich verwende gerne Gemüsebrühe, denn das gibt einen leckeren Geschmack und spart Kalorien.

Abendessen

Salat »Roma« mit Frischkäsebrot

50g Rucola
50g Schafskäse (Feta)
1 TL Olivenöl extra vergine
Balsamessig, Kräutersalz, Senf
Frisches Basilikum
3 schwarze Oliven, mit Knoblauch gefüllt

Getränke:
1 großes Glas Apfelsaft,
2 große Gläser Mineralwasser

- Rucola waschen, trockentupfen und in mundgerechte Stücke zupfen.
- Schafskäse in Würfel schneiden.
- Olivenöl, Balsamessig, Kräuter und Gewürze mischen, Oliven und Schafskäsewürfel zufügen und über den Rucola geben.

Variante: Anstelle des Rucola können Sie auch Endiviensalat oder Feldsalat verwenden.

Frischkäsebrot mit Ei

2 Scheiben Weizenmischbrot
2 TL Halbfettmargarine
1 EL Frischkäse Halbfettstufe
1 gekochtes Ei
1 Dillzweig zur Dekoration

- Brotscheiben mit Margarine und Frischkäse bestreichen.
- Das Ei halbieren und auf jede Brotscheibe eine Eihälfte legen, mit Dill dekorieren.

1 Tagesportion enthält:
1600 kcal,
96g Eiweiß,
54g Fett,
171g Kohlenhydrate,
20g Ballaststoffe,
2l Trinkmenge

Frühstück

Frischkäsebrötchen mit Kräutern und Weißbrot mit Konfitüre

Getränke:
200 ml Kaffee oder Tee mit Kondensmilch (4% Fett) und evtl. Süßstoff, 2 große Gläser Mineralwasser

1 Scheibe Weißbrot
1 Brötchen
2 TL Halbfettmargarine
1 EL Sauerkirschkonfitüre
2 EL Kräuterfrischkäse (Halbfettstufe)
1 TL frischer Schnittlauch

Susi Oettinger: Mein Tipp für den Arbeitsplatz

Am Arbeitsplatz packt mich immer mal der Hunger, vor allem dann, wenn es sehr stressig zugeht. Für solche Fälle mache ich mir vor der Arbeit ein paar Sandwichs aus Vollkornbrot, belegt mit einer Scheibe fettarmem Käse oder Wurst, Tomaten- oder Gurkenscheiben und Salatblättern. Das bewahrt mich davor, in der Kantine ein dick mit Butter und fettem Käse bestrichenes Sandwich zu kaufen.
Auch Rohkost eignet sich gut für den Arbeitsplatz. Ohne klebrige Hände zu bekommen, knabbere ich zwischendurch rohe Paprika-, Kohlrabi- und Möhrenscheiben oder Radieschen.

Zwischenmahlzeit

Bananen-Buttermilch-Shake

Getränk:
2 große Gläser Mineralwasser

150ml Buttermilch, natur
100g Banane
etwas frischer Zitronensaft
Süßstoff nach Geschmack
einige Eiswürfel

- Buttermilch, Banane und Zitronensaft in einem Mixer pürieren, mit Süßstoff abschmecken.
- Mit Eiswürfeln servieren.

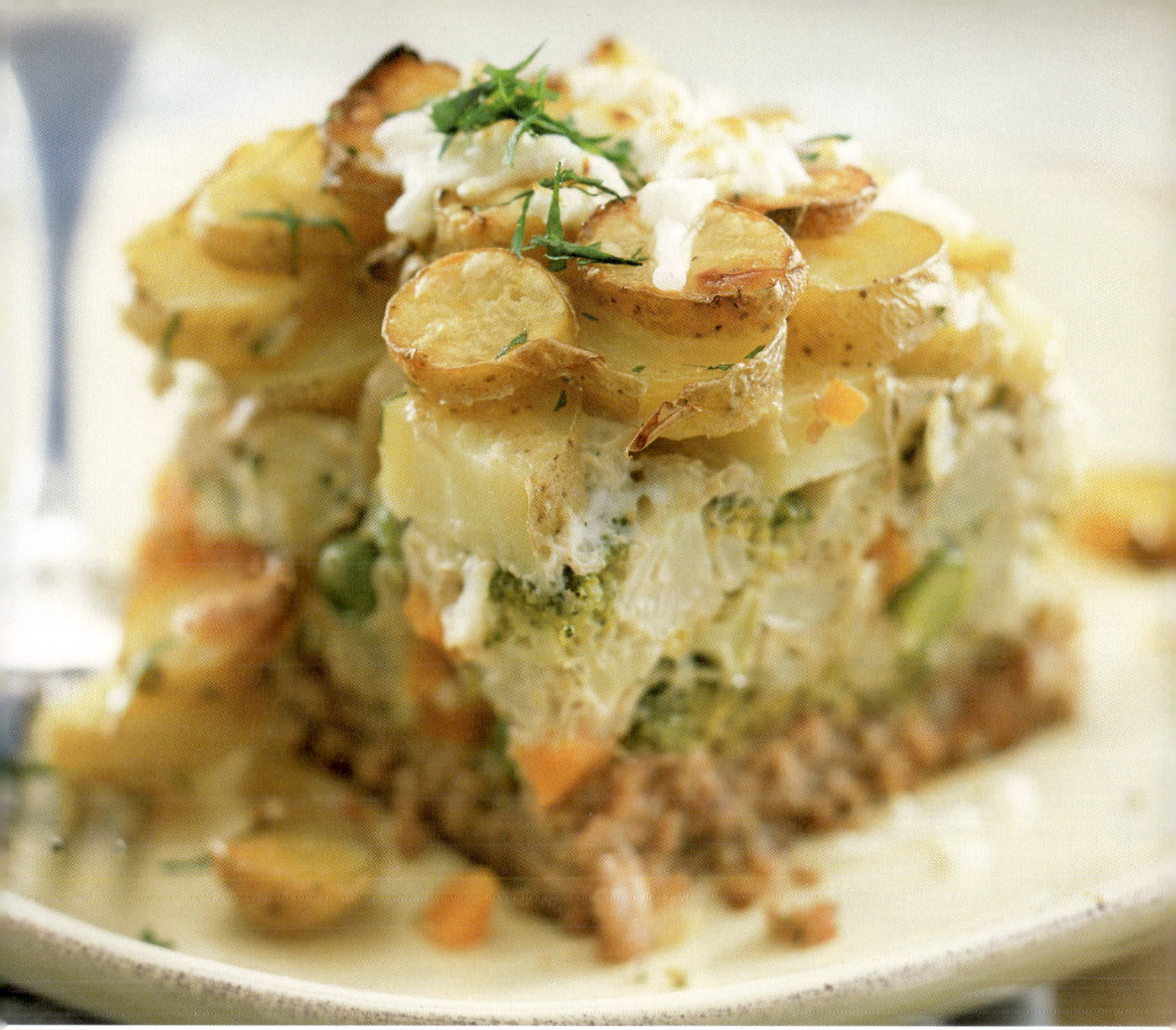

Hackfleisch-Kartoffel-Auflauf

2 mittelgroße Kartoffeln
1/2 TL Sojaöl
50g Brokkoli
50g Blumenkohl
50g Erbsen
50g Möhren
30g Zwiebeln
80g gemischtes Hackfleisch
70ml Milch (1,5% Fett)
1 Ei
1 TL gehackte Petersilie
Jodsalz, Pfeffer, Muskat, Knoblauch
2 EL Edamer (30% Fett)

Getränk:
2 große Gläser Mineralwasser

- Kartoffeln mit Schale kochen und in Scheiben schneiden.
- Eine Auflaufform dünn mit Öl einfetten.
- Kartoffelscheiben, mundgerecht geschnittene Gemüsestücke und das gut gewürzte Hackfleisch schichtweise in die Form geben.
- Backofen auf 200 °C vorheizen und den Auflauf 20 Minuten bei 180 °C backen.
- Milch, Ei und Gewürze vermischen und über den Auflauf geben, weitere 15 Minuten backen.
- Den geriebenen Käse über den Auflauf streuen und gratinieren, bis der Käse goldgelb zerläuft.

Susi Oettinger: Mein Spezialtipp

Auch wenn ich auswärts esse, habe ich stets die Kalorien im Blick. Die griechische und die traditionelle deutsche Küche haben sehr viele fettreiche Speisen auf der Karte. Eine gute Wahl sind hingegen asiatische oder vegetarische Lokale, weil hier immer auch kalorienarme Gerichte zur Auswahl stehen.

Abendessen

Lachs-Ei-Toast mit Meerrettich

Getränke:
2 große Gläser Mineralwasser, 1 großes Glas kalorienarmes Light-Getränk

2 Scheiben Toastbrot
2 TL Halbfettmargarine
100g geräucherter Lachs in Scheiben
1 Dillzweig zur Dekoration
1 EL gehackte Zwiebel
1 TL Meerrettich (Glas)
1/2 gekochtes Ei
etwas frischer Schnittlauch

- Brot mit Margarine bestreichen, Lachsscheiben darauf legen.
- Mit Dill, Zwiebeln, Meerrettich, Ei und Schnittlauchröllchen dekorieren.

Lollo Rosso mit Sonnenblumenkernen

30g Lollo Rosso
1 TL Schalotte
1/2 TL Sonnenblumenöl
1 TL gehackte Petersilie
Sherryessig, Jodsalz, Dijonsenf, weißer Pfeffer,
1 TL Sonnenblumenkerne

- Salatblätter waschen, trockentupfen und in mundgerechte Stücke teilen.
- Die Schalotte waschen, schälen und würfeln, mit den restlichen Zutaten zu einem Dressing vermischen und über den Salat geben. Mit der Petersilie garnieren.

Eine Tagesportion enthält: 1610 kcal, 97g Eiweiß, 65g Fett, 153g Kohlenhydrate, 20g Ballaststoffe, 2l Trinkmenge

Frühstück

Weizenbrötchen mit Putenbrust und Traubenjoghurt

1 Weizenbrötchen
1 TL Halbfettmargarine
1 dünne Scheibe Putenbrust
1 EL vegetarischer Brotaufstrich (z.B. Tartex/Reformhaus)
50g blaue Trauben
50g Wassermelone
80g Naturjoghurt (1,5% Fett)
1 geh. EL kernige Haferflocken
Süßstoff und Zitronensaft nach Geschmack

Getränke: *200 ml Kaffee oder Tee mit Kondensmilch (4% Fett) und evtl. Süßstoff, 2 große Gläser Mineralwasser*

- Eine Brötchenhälfte mit Margarine bestreichen und mit Putenbrust belegen, die andere mit vegetarischem Brotaufstrich bestreichen.
- Trauben gut waschen und halbieren.
- Wassermelone in kleine Würfel schneiden.
- Joghurt in eine Schüssel geben und verrühren.
- Obst und Haferflocken unter den Joghurt heben, mit Süßstoff und Zitronensaft abschmecken.

Zwischenmahlzeit

Aprikosen-Melonen-Eis

Getränk:
2 große Gläser Mineralwasser

150g Wassermelone
100g Aprikosen
50g Orangensaft
1 TL Zitronensaft
Süßstoff nach Geschmack

- Alle Zutaten pürieren.
- Mit Süßstoff abschmecken, in Eisstielförmchen füllen und tiefkühlen.

Mittagessen

Tafelspitz an Meerrettichsauce

Getränke:
1 Glas Orangensaft, 2 große Gläser Mineralwasser

Tafelspitz:
150g Rindfleisch (Tafelspitz)
1 EL Fleischbrühe (Instant)
Lorbeerblatt, Wacholder, Pfefferkörner
150g Kartoffeln

Meerrettichsauce:
30ml Fleischbrühe
1 TL Saucenbinder, hell
30ml Kondensmilch (4% Fett)
1 TL Meerrettich (Glas)
1 TL gehackte Petersilie
Jodsalz, Pfeffer

- Tafelspitz in Fleischbrühe mit einem Lorbeerblatt, Wacholderbeeren und Pfefferkörnern garen und in dünne Scheiben schneiden, warm stellen.
- Kartoffeln vierteln und in der Fleischbrühe garen, herausnehmen und mit dem Fleisch warm stellen.
- Fleischbrühe mit Saucenbinder abbinden.
- Die Kondensmilch und den Meerrettich dazugeben und aufwallen lassen.
- Sauce mit gehackter Petersilie und Gewürzen abschmecken.

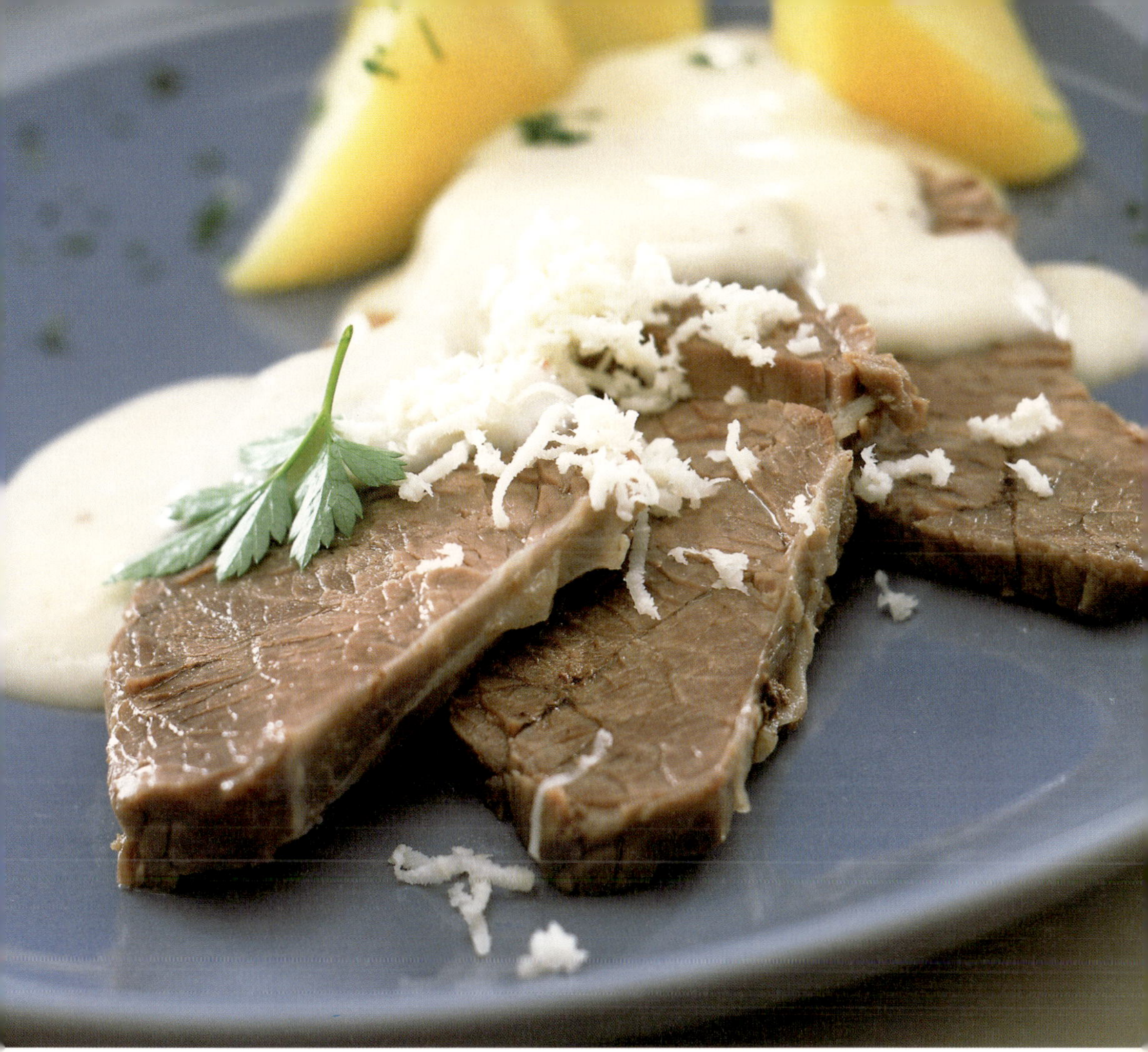

Rote Bete mit Apfel

150g Rote Bete (Glas)	*Weinessig, Jodsalz, eventuell Süßstoff*
1 TL Zwiebelwürfel	*schwarzer Pfeffer, Kümmel*
1/4 Apfel	

- Rote Bete mit Zwiebel- und Apfelwürfelchen vermischen.
- Wenig Essig, Salz, eventuell etwas Süßstoff, Kümmel und Pfeffer verrühren und über die Roten Bete geben.

Susi Oettinger: Meine Einkaufstipps

Ich habe mir angewöhnt, nie mit leerem Magen einkaufen zu gehen. Meistens nehme ich vorher eine CM_3-Kapsel ein, knabbere ein paar rohe Möhren oder trinke ein großes Glas Mineralwasser. Andernfalls würde ich mich bei all den verlockenden Angeboten zum Kauf von Lebensmitteln hinreißen lassen, die vom Fett- und Zuckergehalt ganz und gar nicht auf meinen Speiseplan gehören.

Natürlich gönne ich mir auch von Zeit zu Zeit eine Praline, aber eben nur eine. Wenn ich mir Süßigkeiten kaufe, dann nie in Riesenpackungen, sondern nur einzeln abgepackt.

Früher kam es häufig vor, dass ich mir mit Spontankäufen regelrechte Kalorienbomben ins Haus geholt habe, die leider auch in meinen Magen gewandert sind. Seitdem ich mir angewöhnt habe, einen Lebensmittelladen nur mit Einkaufsliste zu betreten, passiert mir so etwas nicht mehr.

Abendessen

Salat »Nizza«

Getränke:
100ml Apfelsaft, 2 große Gläser Mineralwasser

50g Endiviensalat
1/2 kleine Zwiebel
50g Salatgurke
5 Radieschen
1 kleine Tomate
1 EL Mais (Konserve oder Glas)
1 TL Olivenöl
1 Msp. Senf
1 TL gehackte Petersilie
Jodsalz, Süßstoff, Knoblauch, Pfeffer, Sherryessig, 1 TL Kapern
50g Thunfisch im eigenen Saft (Konserve)
100g Fladenbrot

- Endiviensalat waschen, trockentupfen und in mundgerechte Stücke zupfen.

- Zwiebel und Gurke in Würfel schneiden, Radieschen und Tomate in dünne Scheiben.
- Alle bisherigen Zutaten mit dem Mais vermischen.
- Essig, Öl, Senf, Petersilie, Gewürze und Kapern zu einem Dressing verarbeiten und über den Salat geben.
- Darauf den abgetropften Thunfisch legen.
- Dazu passt Fladenbrot.

1 Tagesportion enthält: 1600 kcal, 91g Eiweiß, 41g Fett, 204g Kohlenhydrate, 20g Ballaststoffe, 2,2l Trinkmenge

Susi Oettinger: Salat ist nie verkehrt

Wenn ich im Restaurant esse, bestelle ich mir gerne einen frischen Salat. Allerdings bitte ich den Kellner, diesen ohne fertiges Dressing zu servieren und mache ihn mir selber an – so spare ich Kalorien.

Frühstück

Johannisbeer-Quark-Brötchen

- *2 Brötchen*
- *2 TL Halbfettmargarine*
- *1 EL rote Johannisbeerkonfitüre*
- *1 EL Magerquark*
- *1 EL Honig*

Getränke:
200 ml Kaffee oder Tee mit Kondensmilch (4% Fett) und evtl. Süßstoff, 2 große Gläser Mineralwasser

Zwischenmahlzeit

1 große Grapefruit

Getränk:
2 große Gläser Mineralwasser

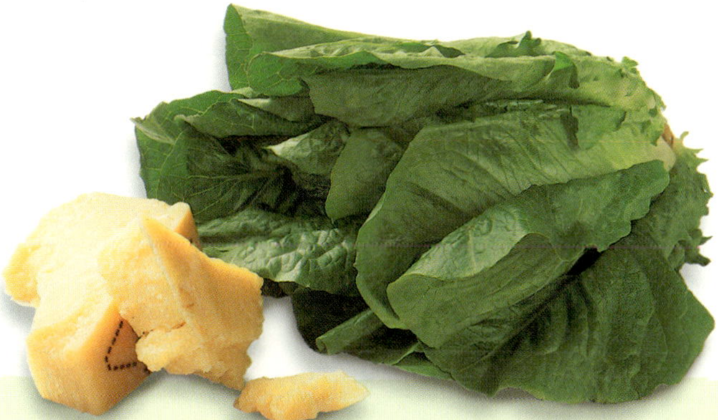

Mittagessen

Spaghetti mit Meeresfrüchten und Salat

Getränk:
2 große Gläser Mineralwasser

150g Spaghetti (50g Rohgewicht)
50g TK-Meeresfrüchte-Mischung
2EL Zwiebel
1 TL Olivenöl
100g Tomatenwürfel
50g Zucchini
1 TL gehacktes Basilikum,
Mozzarellasalz, Knoblauch,
Pfeffer, 1 EL Tomatenmark
Gemüsebrühe
30g Mozzarella
2 EL geriebener Parmesan

- Spaghetti in Salzwasser al dente kochen.
- Meeresfrüchte und Zwiebelwürfel in Olivenöl anbraten, gewürfeltes Gemüse dazugeben, mit Kräutern und Gewürzen abschmecken.
- Tomatenmark, etwas Brühe und Mozzarellawürfel dazugeben.
- Kurz durchkochen und über die Spaghetti geben.
- Mit Parmesan bestreuen.

Rucolasalat mit Nussöl

50g Rucola
50g gelbe Paprika
1/2 kleine rote Zwiebel
1 TL gehackte Walnüsse
1 TL Walnussöl
1 TL gehackte Petersilie
Kräutersalz, schwarzer Pfeffer,
Weinessig

- Rucola waschen, trockentupfen und in kleine Stücke zupfen.
- Paprika in feine Streifen, Zwiebel in dünne Scheiben schneiden. Mit dem Salat mischen.
- Aus den restlichen Zutaten ein Dressing herstellen und über den Salat geben.

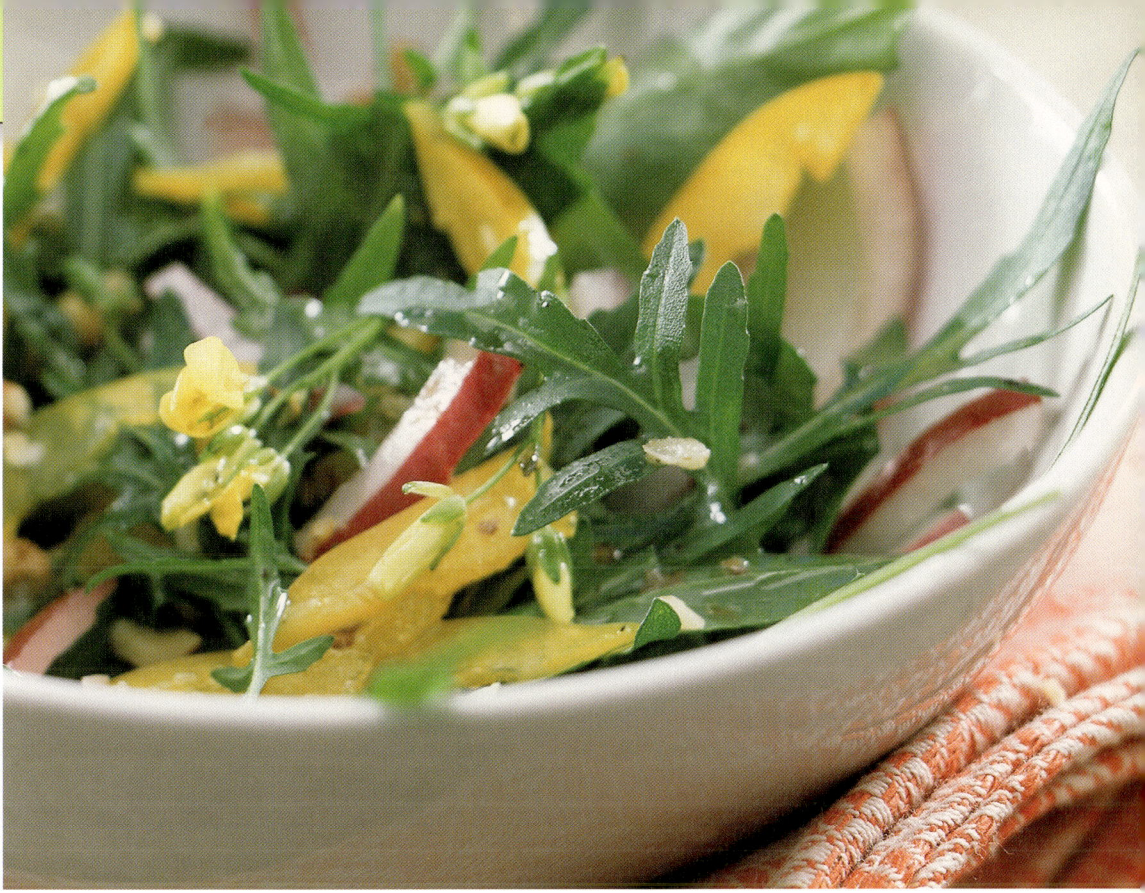

»Straßburger Wurstsalat«

30g Geflügelbierschinken	*1 TL Sonnenblumenöl*
30g Lindenberger (30% Fett)	*Weinessig, mittelscharfer Senf,*
1/2 kleine Zwiebel	*Kräutersalz, Pfeffer, Muskat*
60g Mixed Pickles	*2 Scheiben Weizenmischbrot*
1 TL Schnittlauchröllchen	*1 TL Halbfettmargarine*

- Geflügelwurst und Käse in Streifen schneiden.
- Zwiebel schälen und zusammen mit den Mixed Pickles in kleine Würfel schneiden.
- Alle Zutaten mischen und abschmecken.
- Brot dünn mit Margarine bestreichen und zum Salat essen.

Getränk:
2 große Gläser Mineralwasser

1 Tagesportion enthält:
1590 kcal, 76g Eiweiß, 49g Fett 200g Kohlenhydrate, 19g Ballaststoffe, 2l Trinkmenge

1. Woche/Freitag

Frühstück

Nordisches Krabbenbaguette

1 Baguettebrötchen
1 TL Halbfettmargarine
1 Blatt Lollo Rosso
1 kleine Tomate
50g Shrimps oder Krabben (TK oder Konserve)
1 TL Salatmayonnaise (leicht)
1 TL Tomatenketchup

- Brötchen dünn mit Margarine bestreichen.
- Mit Salat und Tomatenscheiben belegen.
- Shrimps, Salatmayonnaise und Ketchup mischen, darüber geben.

Getränke:
200 ml Kaffee oder Tee mit Kondensmilch (4% Fett) und evtl. Süßstoff, 2 große Gläser Mineralwasser

Sesambrötchen mit Geflügelmortadella

1 Sesambrötchen
1 TL Halbfettmargarine
1 Scheibe Geflügelmortadella
1 TL Schnittlauchröllchen

Zwischenmahlzeit

Apfel-Birnen-Milchreis mit Zimt

150ml Milch (1,5% Fett)
20g Milchreis
Süßstoff, Vanillemark und Zimt
50g Birne
50g Apfel

Getränk:
1 große Tasse Hagebuttentee

- Die Milch zum Kochen bringen, den Reis und das Vanillemark dazugeben und abgedeckt bei kleiner Hitze köcheln lassen, bis der Reis weich ist.
- Mit Süßstoff und Zimt abschmecken.
- Obst schälen und in Stückchen schneiden, unter den heißen Milchreis geben.

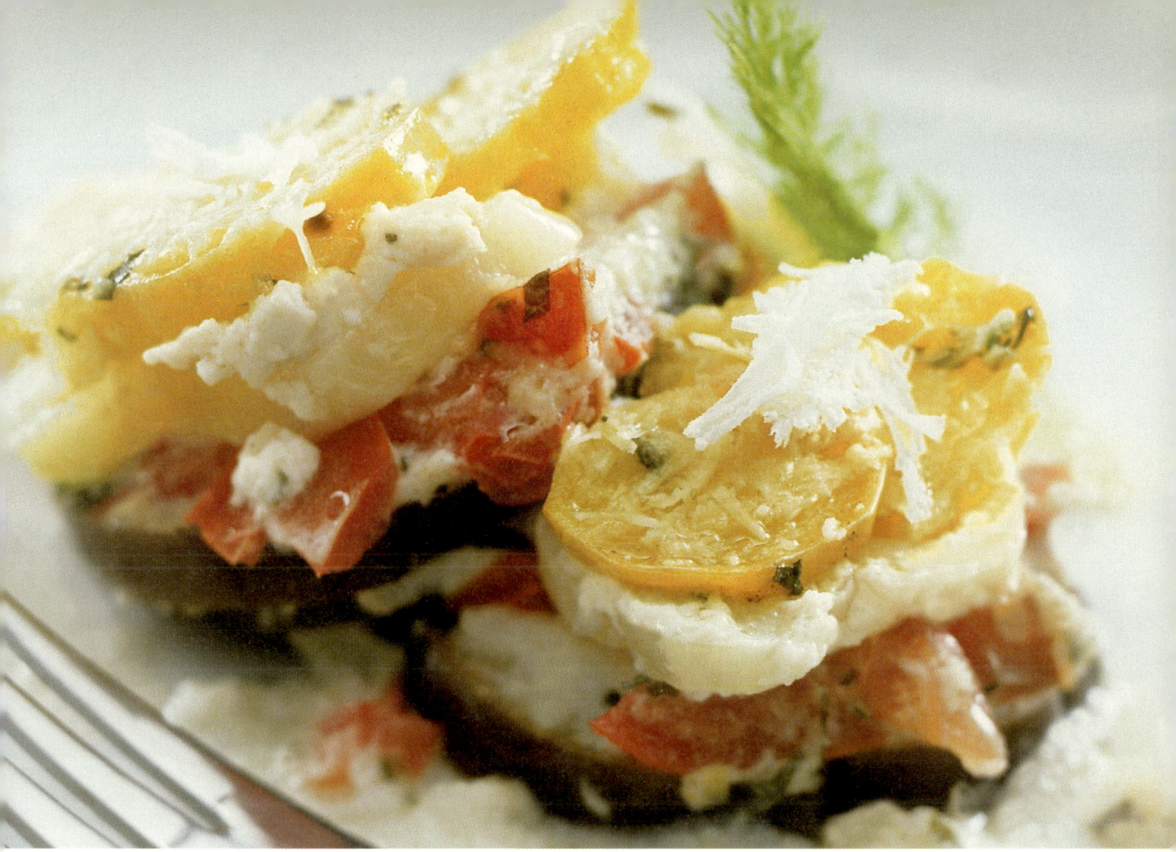

Italienisches Fenchelgratin

3 mittelgroße Kartoffeln
60g Fenchel
1/2 kleine Aubergine
1/2 TL Olivenöl
1 EL Tomatenwürfel
50ml Milch (1,5% Fett)
1 TL Saucenbinder, hell
Jodsalz, Knoblauch, Oregano, Thymian, Basilikum, weißer Pfeffer
2 EL geriebener Parmesan

- Kartoffeln schälen, zusammen mit dem Fenchel und der Aubergine in dünne Scheiben schneiden.
- Eine Auflaufform dünn mit Olivenöl auspinseln und das Gemüse hineinschichten.
- Milch zum Kochen bringen, mit Saucenbinder abbinden, mit den

Gewürzen abschmecken und über das geschichtete Gemüse geben.

- Backofen auf 200 °C vorheizen, das Gratin 30 bis 40 Minuten bei 175 °C backen.
- 10 Minuten vor Ende der Backzeit den Parmesan über den Auflauf streuen.

Susi Oettinger:
Saucen müssen keine Kalorienbomben sein

Suppen und Saucen können mit einer gekochten, pürierten Kartoffel statt mit Crème fraîche oder Sahne gebunden werden. Ebenso gut eignet sich leichte Kaffeesahne oder Kondensmilch. Im Vergleich zu einer Mehlschwitze ist auch Fertigsaucenbinder relativ fettarm. Zum Entfetten von Saucen gibt es spezielle Fettabschöpfer – ebenso wirksam ist das Durchziehen der Sauce durch Krepppapier.

Gurkensalat

Getränke:
1 Glas Apfelsaft, 2 große Gläser Mineralwasser

100g Salatgurke
1 EL Frühlingszwiebel
1 TL Sonnenblumenöl
1 TL gehackter Dill
Essig, Kräutersalz, Senf, weißer Pfeffer, Süßstoff nach Geschmack
1 TL Sesamsamen, trocken angeröstet

- Die Gurke waschen und in Scheiben schneiden.
- Die Zwiebel in dünne Scheiben schneiden und mit den restlichen Zutaten zu einer Sauce verrühren.
- Die Sauce mit den Zwiebeln über die Gurkenscheiben geben, mit Sesam bestreuen.

Variante: Statt der Gurke können Sie auch junge kleine Zucchini verwenden.

Abendessen

Indischer Reissalat

100g Reis (etwa 35g Rohgewicht)
100g Putenschnitzel
1 TL Sonnenblumenöl
20g blaue Trauben
20g Ananas
20g Apfel
20g Mandarine oder Orange
20g Birne
1 EL Naturjoghurt (1,5% Fett)
1 EL Orangensaft
1 TL Haselnussöl
Jodsalz, Curry, weißer Pfeffer, Süßstoff nach Geschmack, etwas Sojasauce
2 Scheiben Toastbrot

Getränk:
2 große Gläser Mineralwasser

- Den Reis in reichlich Salzwasser garen und abschütten.
- Das Putenschnitzel würzen, anbraten und in Streifen schneiden.
- Das Obst in mundgerechte Stücke schneiden und mit dem Reis und den Putenstreifen vermischen.
- Joghurt, Orangensaft und Öl mit den Gewürzen zu einem Dressing vermischen und über den Salat geben.
- Dazu passt Toastbrot.

Variante: Statt des Putenschnitzels können Sie auch ein Seefischfilet (z. B. Seelachs oder Kabeljau) verwenden.

1 Tagesportion enthält:
1594 kcal,
81g Eiweiß,
45g Fett,
208g Kohlenhydrate,
21g Ballaststoffe,
2,4l Trinkmenge

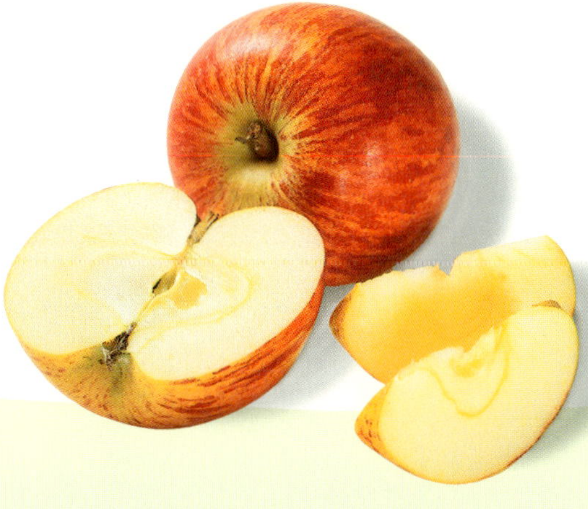

Frühstück

1. Woche/Samstag

American-Sandwich

Getränke:
200 ml Kaffee oder Tee mit Kondensmilch (4% Fett) und evtl. Süßstoff, 2 große Gläser Mineralwasser

1 Sesamkringel
1 TL Salatmayonnaise (leicht)
1 Scheibe Gouda (40% Fett)
1 dünne Scheibe Putenbrust
1 Salatblatt
1 kleine Tomate
1 kleines Stück Gurke
1 TL Kresse

- Den Sesamkringel aufschneiden, mit Mayonnaise bestreichen.
- Mit dem Salatblatt, den Tomaten- und Gurkenscheiben sowie dem Käse, der Putenbrust und der Kresse belegen.

Susi Oettinger: Hätten Sie das gedacht?

Ich musste feststellen, dass man sich nur bei Milchprodukten darauf verlassen kann, dass mit »leicht« oder »light« auch tatsächlich fett- und kalorienreduziert gemeint ist. Daher habe ich mir angewöhnt, immer auf den absoluten Fettgehalt eines Lebensmittels zu achten. Sie finden die entsprechende Angabe auf der Zutatenliste und der Analyse..

Zwischenmahlzeit

Aprikosen-Kefir-Shake

Getränk:
2 große Gläser Mineralwasser, evtl. mit dem Saft einer halben Zitrone und Süßstoff abgeschmeckt

100g Kefir (1,5% Fett)
100ml Aprikosensaft
1 weiche Aprikose
1 TL Honig
30g Kiwi
Zimt

- Aprikose pürieren.
- Mit Kefir und Honig vermischen.
- Mit der Kiwi das Glas garnieren und den Shake mit Zimt gewürzt in das Glas füllen.

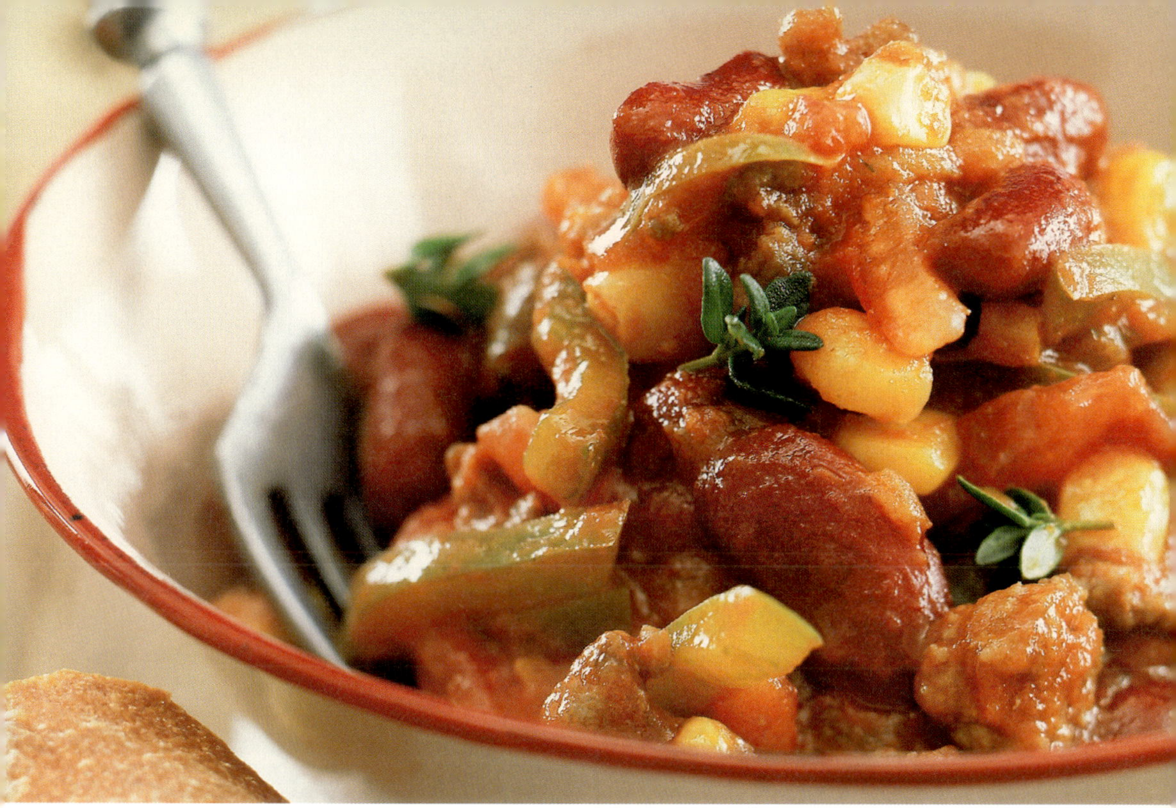

Chili con Carne

100g Rinderhackfleisch	*2 TL Olivenöl*
75g Kidney-Bohnen	*Special Gemüsebrühe*
75g Mais (Konserve, Glas)	*1 EL Tomatenmark*
1 kleine Zwiebel	*2 Spritzer Tabasco*
50g grüner Paprika	*Jodsalz, schwarzer Pfeffer*
2 mittelgroße Tomaten	*60g Baguette*

Getränke:
1 Glas Apfelsaft, 2 große Gläser Mineralwasser

- Hackfleisch, Kidney-Bohnen, Mais, Zwiebelwürfel, grüne Paprika (in Scheiben geschnitten) und Tomatenwürfel in Olivenöl scharf anbraten.
- Mit Gemüsebrühe aufgießen, Tomatenmark dazugeben und mit Tabasco und den Gewürzen abschmecken.
- 10 bis 15 Minuten köcheln lassen, mit Baguette servieren.

Abendessen

Spargel-Ei-Salat und Brot

Getränke:
150ml Grapefruitsaft,
2 große Gläser Mineralwasser

2 Scheiben Mischbrot
30g Romadur (Halbfettstufe)
1 Ei (hart gekocht)
1 EL Spargelstücke
1 EL Erbsen
1 EL Champignons
1 EL Salatmayonnaise (leicht)
1 TL frische Schnittlauchröllchen
1 EL Naturjoghurt (1,5% Fett)
1 Salatblatt
Jodsalz, Pfeffer

- Die Brotscheiben mit dem Salat belegen.
- Mayonnaise, Joghurt und die Gewürze verrühren und auf den Salat geben.
- Den Romandur, die Eihälften, den Spargel, die Erbsen und die Champignons auf die Brotscheiben schichten und mit Schnittlauchröllchen bestreuen.

1 Tagesportion enthält:
1620 kcal,
86g Eiweiß,
53g Fett,
188g Kohlenhydrate,
20g Ballaststoffe,
2,25l Trinkmenge

Susi Oettinger: Am Abend kommt der Hunger

Tagsüber hat es mir eigentlich kaum etwas ausgemacht, auf Essen zu verzichten oder weniger zu mir zu nehmen. Aber abends, wenn ich zur Ruhe kam, fing mein Magen an zu rebellieren. Deshalb nahm ich generell abends die größte CM_3-Ration ein. Morgens habe ich meist ganz auf die Einnahme verzichtet und erst mittags oder nachmittags mit der ersten Kapsel begonnen: meist schon vor dem Kochen, damit ich nicht schon währenddessen vor lauter Appetit und Hunger ständig am Probieren und Naschen war. Zusätzlich habe ich immer ein Glas Mineralwasser in Reichweite, das bremst den Hunger ebenfalls etwas. Wenn das Essen dann auf dem Tisch steht, ist mein Heißhunger schon nicht mehr so groß und ich haue nicht so rein wie früher.

Frühstück

Sonntagsfrühstück »Pilzrührei«

1 EL Champignons
1 TL Sonnenblumenöl
1 TL Zwiebelwürfel
1 Ei
1 EL Milch (1,5% Fett)
Kräutersalz, Pfeffer
1 TL Schnittlauchröllchen
2 Scheiben Toastbrot
1 TL Halbfettmargarine

Getränke:
200 ml Kaffee oder Tee mit Kondensmilch (4% Fett) und evtl. Süßstoff, 2 große Gläser Mineralwasser

- Champignons putzen und in Scheiben schneiden.
- Öl in einer Pfanne erhitzen, Zwiebeln und Champignonscheiben darin anbraten.
- Ei und Milch verquirlen, mit Salz und Pfeffer abschmecken, über die Champignons geben und gut vermischen.
- Am Schluss Rührei mit Schnittlauchröllchen bestreuen.
- Brot toasten und dünn mit Margarine bestreichen.

Mittagessen

Bunter Putenspieß

Putenspieß:
100g Putenbrust
1 kleine Zwiebel
100g gemischter Paprika (rot, grün, gelb)
2 TL Olivenöl
100ml Hühnerbrühe

Tomatensauce:
1 EL Tomatenmark
1 EL saure Sahne (30% Fett)
70ml Hühnerbrühe
Weißer Pfeffer, Paprika edelsüß, Jodsalz

Reis:
150g geschälter Reis (etwa 50g Rohgewicht)
1 TL Gemüsebrühpulver

Chinakohlgemüse:
150g Chinakohl
Gemüsebrühpulver
Jodsalz, weißer Pfeffer

Getränke:
150ml Apfelsaft, 2 große Gläser Mineralwasser

- Putenbrust, Zwiebel und Paprika in mundgerechte Stücke schneiden und auf einen Holzspieß stecken.
- In heißem Olivenöl kräftig anbraten und mit der Hühnerbrühe ablöschen, 10 bis 15 Minuten köcheln lassen und Spieß herausnehmen.
- Für die Sauce: 1/2 Tasse des Fonds mit Tomatenmark, saurer Sahne und Hühnerbrühe vermischen und mit den Gewürzen abschmecken.
- In der Zwischenzeit Reis in der Gemüsebrühe kochen.
- Chinakohl waschen und in Streifen schneiden.
- In der Gemüsebrühe bissfest garen und mit Salz und Pfeffer abschmecken.

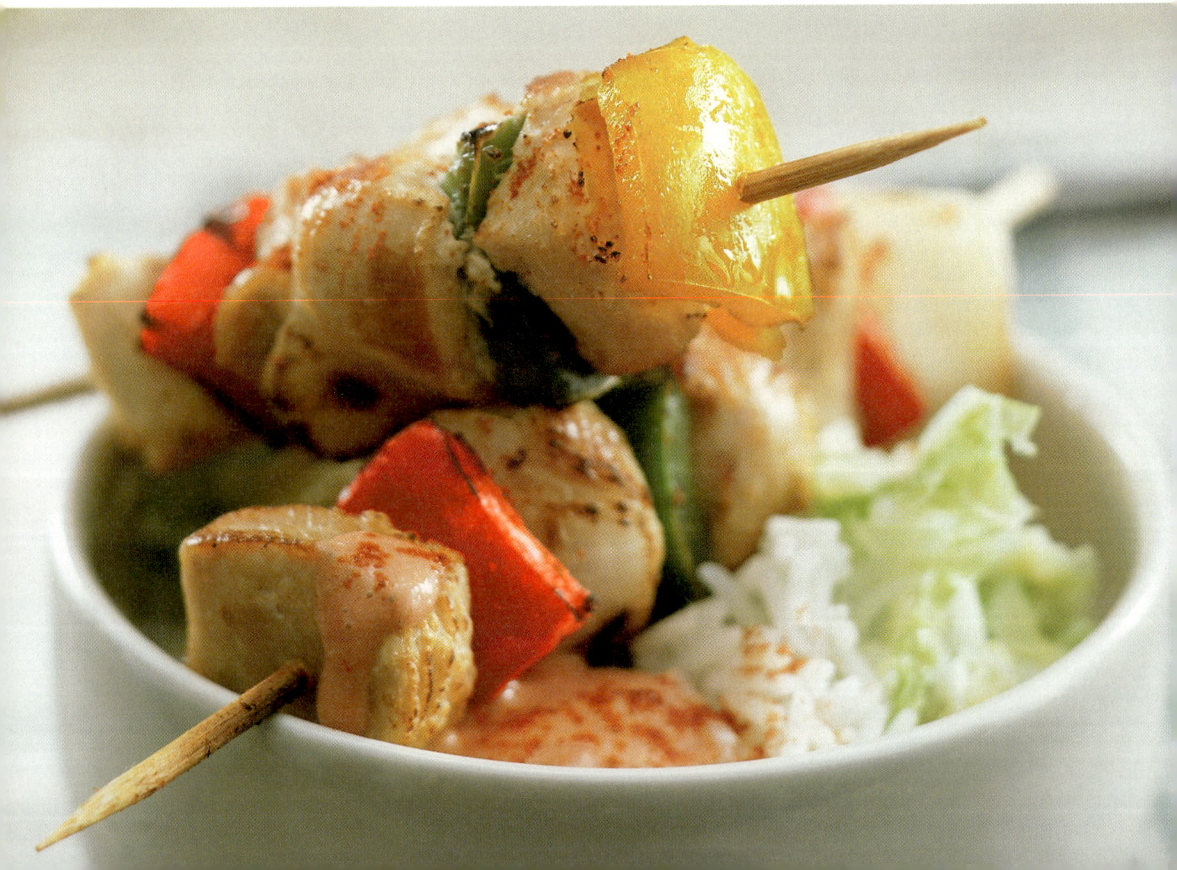

Zwischenmahlzeit

Apfelpfannküchle

1 Ei
3 EL Weizenmehl
1 EL Magerquark
2 EL Mineralwasser
1 kleiner Apfel
Nach Geschmack Süßstoff, Zimt, Mark einer 1/4 Vanilleschote
1 TL Sonnenblumenöl

Getränke:
200ml Früchtetee, 2 große Gläser Mineralwasser, 1 Glas Apfelsaft

- Ei, Mehl, Quark, Wasser und Apfelstückchen vermischen und nach Belieben abschmecken.
- Den Teig in heißem Öl ausbacken.

Susi Oettinger: Der Trick mit dem Mineralwasser

Früher habe ich für Nachspeisen meist 40%-igen Quark verwendet – wegen des besseren Geschmacks. Heute greife ich ausschließlich zu Magerquark. Mit einem kleinen Trick gelingen meine Nachspeisen trotzdem: Ich mische dem Quark immer einen Schuss Mineralwasser bei, das gibt einen cremigen und sahnigen Geschmack.

Abendessen

Brot mit Obatztem

30g reifer Camembert (40% Fett)
1 EL Magerquark
1 TL Zwiebelwürfel
Paprika edelsüß, Jodsalz, weißer Pfeffer
2 Scheiben Mischbrot
1 TL frischer Schnittlauch

Getränke:
150ml Orangensaft, 2 große Gläser Mineralwasser

- Camembert, Quark, Zwiebelwürfel und Gewürze mit der Gabel vermengen, auf den beiden Brotscheiben verteilen, mit Schnittlauchröllchen verzieren.

Feldsalat mit Mandarinenfilets

1 Tagesportion enthält: 1609 kcal, 81g Eiweiß, 57g Fett, 187g Kohlenhydrate, 21g Ballaststoffe, 2,5l Trinkmenge

50g Feldsalat	*1 TL Sonnenblumenkerne*
1 EL Mandarine oder Orange	*1 TL Traubenkernöl*
1 EL Orangensaft	*Jodsalz, weißer Pfeffer*

- Salat waschen, trockentupfen und in mundgerechte Stücke teilen.
- Mandarine, Saft, trocken in einer Pfanne angeröstete Sonnenblumenkerne, Öl sowie Gewürze zu einem Dressing vermischen und über den Salat geben.

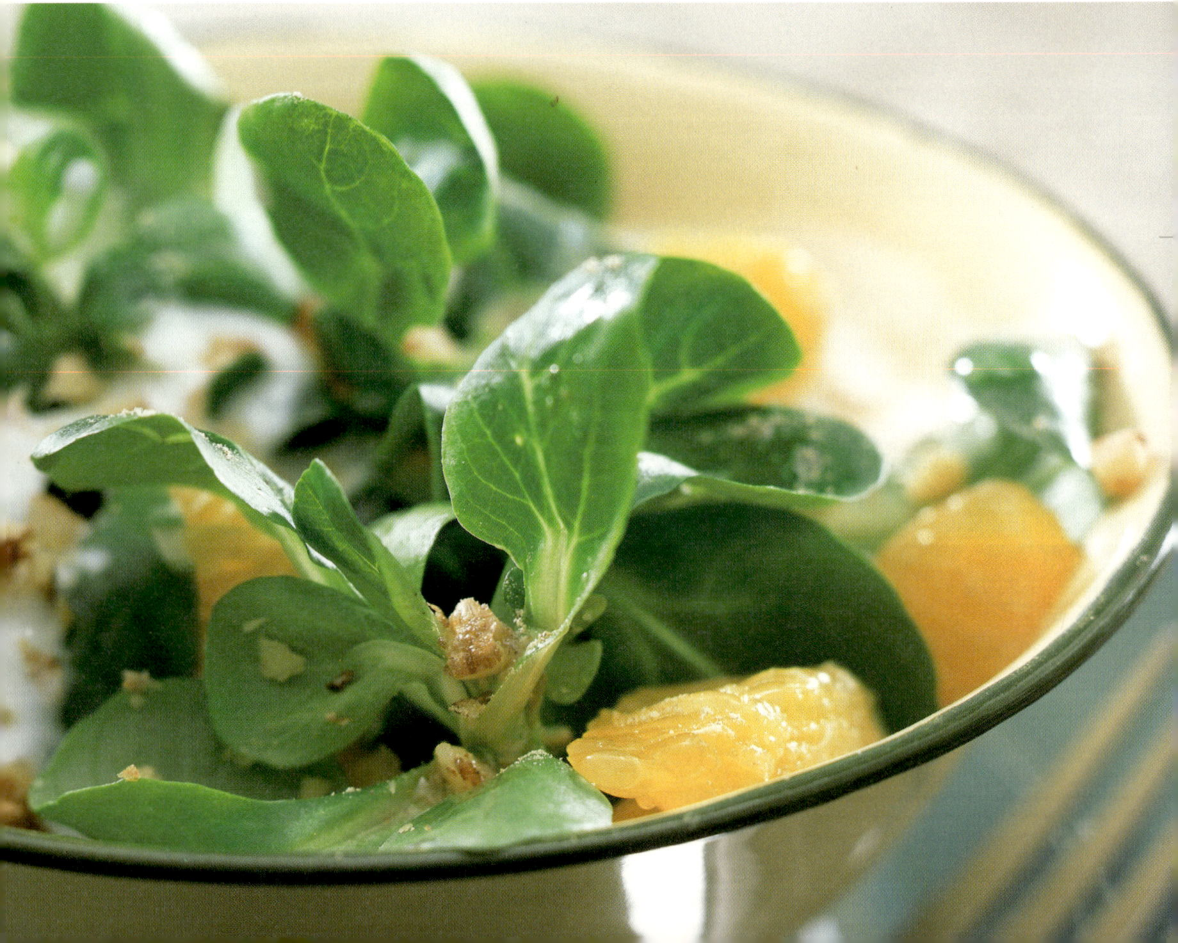

Frühstück

Süßer Start in den Tag

1 Mohnbrötchen
1 Scheibe Toastbrot
1 TL Halbfettmargarine
1 EL Himbeerkonfitüre
2 EL Magerquark
1 TL Nussnougatcreme

Getränke:
200 ml Kaffee oder Tee mit Kondensmilch (4% Fett) und evtl. Süßstoff, 2 große Gläser Mineralwasser

Mittagessen

Fischklößchen à la Blankenese

Fischklößchen:
150g Hecht, Seelachs oder Kabeljau
1 EL Paniermehl
1 kleines Ei
1 EL Crème fraîche
Zitronensaft, Jodsalz, weißer Pfeffer, eine Spickzwiebel (Nelke, Lorbeer, Piment und Pfefferkörner)

Tomatensauce:
60ml Fischfond
1 EL Kondensmilch (4% Fett)
1 TL Tomatenketchup
1 TL Saucenbinder, hell
1 EL Shrimps oder Krabben

150g Kartoffeln

Getränke:
150ml Apfelsaft, 2 große Gläser Mineralwasser

- Kartoffeln als Salzkartoffeln garen.
- Fisch durch den Fleischwolf drehen, Paniermehl, Ei und Crème fraîche dazugeben, mit Zitronensaft, Salz und Pfeffer abschmecken und alles gut vermengen.
- Masse zu Klößchen formen und in reichlich Salzwasser mit der Spickzwiebel ca. 10 Minuten köcheln lassen.
- Fertige Klößchen herausnehmen.
- Fischfond, Kondensmilch und Tomatenketchup mit Saucenbinder abbinden. Zuletzt die Shrimps dazugeben und abschmecken.
- Sauce über die Klößchen geben.

Romanescogemüse

150g Romanesco
ca. 150ml Gemüsebrühe
Jodsalz, Muskat

- Romanesco waschen, in mundgerechte Stücke teilen und in Gemüsebrühe bissfest garen.
- Mit Salz und Muskat abschmecken.

Variante: Statt Romanseco (Mischung aus Brokkoli und Blumenkohl) können Sie auch lila Blumenkohl verwenden.

Zwischenmahlzeit

Birne Helene

Getränke:
200ml Schwarztee mit Nussaroma, 2 große Gläser Mineralwasser

150ml Milch (1,5% Fett)
1/2 Birne
1 EL Mandeln
1 EL Schokoladenpuddingpulver
Süßstoff nach Geschmack, Rumaroma oder Bittermandelaroma

- Milch aufkochen, etwas angerührtes Puddingpulver dazugeben, nochmal kurz aufkochen lassen und mit Süßstoff, Rum- oder Bittermandelaroma abschmecken.
- Pudding über die halbe geschälte Birne geben und mit Mandelblättchen garnieren.

Desserts und Saucen

Völlig kalorienfrei können Sie einen Pudding, eine Grütze oder eine deftige Sauce mit Johannisbrotkernmehl oder Guarkernmehl binden (z. B. Biobin aus dem Reformhaus oder Nestargel aus der Apotheke).

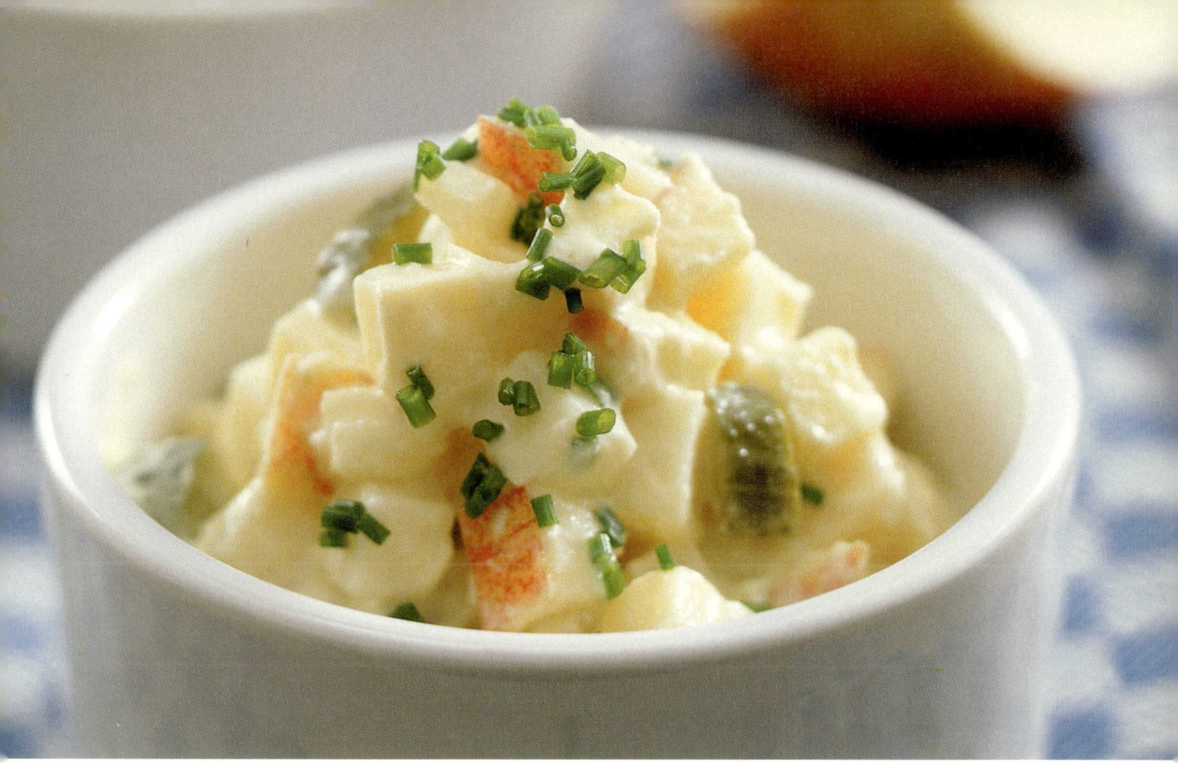

Käse-Apfel-Salat à la Edith

1 Scheibe Edamer	*1 TL Sahne*
1 Scheibe Leerdamer	*etwas milder Senf*
1/2 Scheibe Lindenberger	*Jodsalz, weißer Pfeffer, Essig, evtl. Süßstoff*
1/2 kleiner Apfel	*1 TL Schnittlauchröllchen*
1 TL Zwiebelwürfelchen	*2 Scheiben Graubrot*
1 EL Gewürzgurkenwürfelchen	*1 TL Halbfettmargarine*
1 EL Joghurt (1,5% Fett)	

Getränk:
2 große Gläser Mineralwasser

- Käse, Apfel, Zwiebel und Gewürzgurke in Würfel schneiden und alles miteinander vermischen.
- Joghurt, Sahne, Senf und die Gewürze zu einem kräftigen Dressing verarbeiten und mit den anderen Zutaten vermengen.
- Mit Schnittlauchröllchen garnieren.
- Brotscheiben dünn mit Margarine bestreichen.

1 Tagesportion enthält:
1506 kcal, 97g Eiweiß, 40g Fett, 183g Kohlenhydrate, 20g Ballaststoffe, 2,35l Trinkmenge

Frühstück

Mediterranes Vollkornbrötchen

Getränke:
200 ml Kaffee oder Tee mit Kondensmilch (4% Fett) und evtl. Süßstoff, 2 große Gläser Mineralwasser

1 Vollkornbrötchen
1 Blatt Eisbergsalat
20g Mozzarella
1 kleine Tomate
3 Scheiben Salatgurke
grober schwarzer Pfeffer, frisches Basilikum, Mozzarellasalz

Vitaminshake mit Power

1 großes Glas Multi-Vitamin-Saft
1 TL Weizenkleie
Vanillearoma

- Multivitaminsaft, Vanillearoma und Weizenkleie pürieren.

Zusätzlich Vitamine tanken

Bei einer Reduktionskost ist es möglich, dass der Bedarf an Vitaminen und Mineralien nicht gedeckt ist. Daher können Sie zusätzlich ein hochwertiges Multivitamin-Mineralstoff-Präparat einnehmen.

Zwischenmahlzeit

Vanillequark mit Aprikosenstückchen

Getränk:
2 große Gläser Mineralwasser

100 g Magerquark
2-3 EL Mineralwasser
Mark einer Vanilleschote
evtl. Süßstoff nach Geschmack
1 Aprikose

- Mineralwasser unter den Quark rühren, mit Vanille abschmecken.
- Aprikose in Würfel schneiden und unter den Quark heben.

Mittagessen

Bohnenpfanne

150g Reis (etwa 50g Rohgewicht)
60g weiße Bohnen (Konserve)
60g Zucchini
1/2 Aubergine
60g Tomatenwürfel
1/4 kleine Zwiebel
1 TL Olivenöl
1 EL saure Sahne (10% Fett)
1 TL Tomatenmark
Jodsalz, Kräuter der Provence, schwarzer Pfeffer, Knoblauch
1-2 Spritzer Tabasco

Getränke:
2 große Gläser Mineralwasser, 1 große Tasse Kräutertee, evtl. mit Süßstoff

- Reis in reichlich Salzwasser garen und abschütten.
- Bohnen, Zucchini- und Auberginenscheiben, Tomaten- und Zwiebelwürfel, Tomatenmark und Knoblauch in Olivenöl anbraten. Mit etwas Wasser köcheln lassen.
- Mit Kräutern und Gewürzen abschmecken, saure Sahne unterheben, und zum Reis servieren.

Susi Oettinger: Mein Spezialtipp

Obst und Gemüse stehen auf meiner Einkaufsliste immer ganz oben. Sie enthalten viele Ballaststoffe und haben einen niedrigen Fettgehalt – machen also nicht dick! Außerdem schmecken sie lecker und sind ideal für den Hunger zwischendurch. Dabei muss nicht immer alles frisch vom Wochenmarkt kommen. Erstaunt hat mich, dass Tiefkühlgemüse qualitativ sehr hochwertig ist. Haben Sie beispielsweise gewusst, dass Vitamine im tiefgekühlten Zustand besser erhalten bleiben als bei der Lagerung und dem Transport von frischen Produkten? Zudem ist die Zubereitung von Tiefkühlkost natürlich sehr praktisch! So erspare ich mir langwieriges Putzen und »Schnibbeln«.

Dessert

Obstwölkchen

Getränk:
2 große Gläser Mineralwasser

1 EL Magerquark
1 TL Orangensaft
Rumaroma
Süßstoff nach Geschmack
1 Tartelett aus Mürbeteig
2 Scheiben Kiwi
1/4 Pfirsich
3 Erdbeeren
2-3 EL Pfirsichsaft
1/2 TL Tortenguss, weiß

- Quark mit Orangensaft, eventuell Süßstoff und Rumaroma abschmecken und auf das Tartelett streichen.
- Obst in Spalten schneiden und das Törtchen damit belegen.
- Pfirsichsaft erhitzen, mit klarem Tortenguss abbinden, eventuell mit Süßstoff abschmecken und über das Obst geben.

Abendessen

Heringssalat mit Pellkartoffeln

Getränke:
200ml Apfelsaft, 2 große Gläser Mineralwasser

3 mittelgroße Kartoffeln
80g Matjesheringe
2 EL Naturjoghurt (1,5% Fett)
1 EL Salatmayonnaise (leicht)
3 kleine Gewürzgurken
1/2 kleiner Apfel
1 TL Frühlingszwiebeln
1 TL gehackter Dill
Essig, Jodsalz nach Geschmack, evtl. Süßstoff

- Die Kartoffeln als Pellkartoffeln garen.
- Joghurt, Mayonnaise, Gewürzgurkenscheiben, dünne Apfel- und Zwiebelringe und Dill vermischen, abschmecken und über den Matjes geben.
- Mit den Pellkartoffeln servieren.

1 Tagesportion enthält:
1493 kcal, 60g Eiweiß, 49g Fett, 192g Kohlenhydrate 25g Ballaststoffe, 2l Trinkmenge

Frühstück

Dickmilch mit Trauben und Cornflakes

100g Dickmilch (1,5% Fett)
30g Buttermilch
1 TL Honig oder Süßstoff
3 grüne Weintrauben
1/4 Banane
1 EL Orange
3 EL Cornflakes
1 TL Leinsamen

- Dick- und Buttermilch mit Honig oder Süßstoff vermischen.
- Weintrauben ggf. entkernen, Banane in Scheiben schneiden und mit Orangenfilets zu der Mischung geben.
- Abschmecken und mit Cornflakes sowie Leinsamen bestreuen.

Getränke:
200 ml Kaffee oder Tee mit Kondensmilch (4% Fett) und evtl. Süßstoff, 2 große Gläser Mineralwasser

Zwischenmahlzeit

Laugenbrötchen mit Corned Beef

1 Laugenbrötchen
1 TL Halbfettmargarine
1 Scheibe Corned Beef
1 kleine Tomate
1 Blatt Eisbergsalat

Getränk:
2 große Gläser Mineralwasser

Mittagessen

Buchweizenpfannkuchen mit Spargel

Pfannkuchen:
40g Buchweizenmehl
1 Ei
1 TL Zwiebel
1 TL geriebener Edamer
1 TL gehackte Petersilie
Jodsalz, weißer Pfeffer
1 TL Sojaöl

Spargel:
200g Stangenspargel (frisch/Dose)
Zitronenschale
40ml Spargelfond
40ml Milch (1,5% Fett)
1 EL Saucenbinder, hell
Zucker, Jodsalz

Getränk:
2 große Gläser Mineralwasser

- Buchweizenmehl, Ei, Zwiebelwürfelchen, Käse und Petersilie vermengen, mit den Gewürzen abschmecken.
- Pfannkuchen in heißem Sojaöl ausbacken und warmstellen.
- Spargel in reichlich Salzwasser mit etwas abgeriebener Schale einer ungespritzten Zitrone und einer Prise Zucker bissfest garen und abschütten.
- Den Fond mit Milch mischen und mit Saucenbinder abbinden.
- Mit den Gewürzen abschmecken.

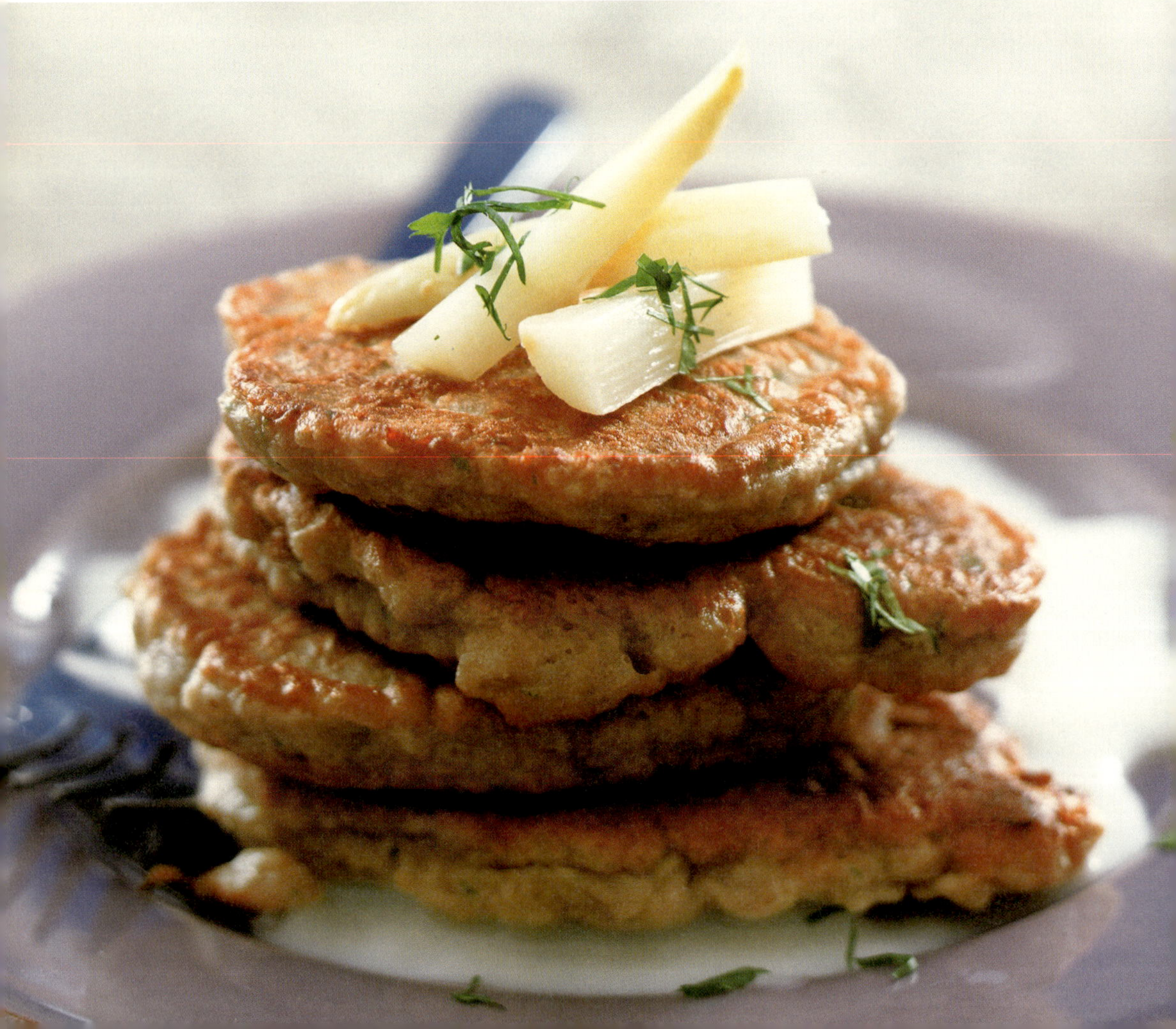

Susi Oettinger: Mein Spezialtipp

Für meine Mahlzeiten nehme ich mir – wenn irgend möglich – viel Zeit. Ich versuche, mich bewusst auf mein Essen zu konzentrieren und mich nicht durch Fernsehen oder das Durchblättern von Illustrierten ablenken zu lassen. Per Zufall habe ich festgestellt, dass ich viel eher satt werde, wenn ich langsam esse. Seither habe ich es mir angewöhnt, Bissen für Bissen zu genießen.

Abendessen

Bunter Nudelsalat und Knoblauchbrot

Nudelsalat:

100g bunte Nudeln (etwa 35g roh)
2 EL Erbsen
1 EL Mais
1 EL Kidney-Bohnen
20g Schafskäse (Feta)
1 EL Schalottenringe
1 EL Naturjoghurt (1,5% Fett)
1 EL Salatmayonnaise (leicht)
1 TL frischer Schnittlauch
Dijonsenf, Jodsalz, weißer Pfeffer, Weinessig

Knoblauchbrot:

90g Fladenbrot
1 TL Halbfettmargarine
frischer Knoblauch, gehackte Petersilie

Getränk:

2 große Gläser Mineralwasser

- Nudeln al dente kochen.
- Erbsen, Mais, Kidney-Bohnen, Nudeln und Feta mischen.
- Schalotten, Joghurt, Mayonnaise, Schnittlauch, Gewürze und Essig zu einem Dressing verrühren und über den Nudelsalat geben.
- Alles gut vermischen.
- Fladenbrot aufschneiden, Knoblauch und Margerine vermischen.
- Die Mischung und Petersilie über die Brothälften geben und mit dem Messer verstreichen.

1 Tagesportion enthält: 1502 kcal, 61g Eiweiß, 44g Fett, 209g Kohlenhydrate, 21g Ballaststoffe, 2l Trinkmenge

2. Woche/Donnerstag

Frühstück

Roggenbrötchen mit Geflügelaufsschnitt

Getränke:
200 ml Kaffee oder Tee mit Kondensmilch (4% Fett) und evtl. Süßstoff, 2 große Gläser Mineralwasser

1 Roggenbrötchen
1 Scheibe Knäckebrot
2 TL Halbfettmargarine
1 Scheibe Geflügelmortadella
4 Radieschen
3 Zwiebelringe

Zwischenmahlzeit

Birnenjoghurt

Getränk:
2 große Gläser Mineralwasser

80 g Naturjoghurt (1,5% Fett)
1 kleine Birne
1 EL Früchtemüsli
1 EL Birnensaft
Zimt, Süßstoff nach Geschmack

- Joghurt mit Birnenspalten, Müsli und Birnensaft vermischen.

Mittagessen

Putengeschnetzeltes »Bombay«

Getränk:
2 große Gläser Mineralwasser

150g Naturreis (etwa 50g roh)
150g Putenschnitzel
1 EL Sesamöl
2-3 EL Fruchtcocktail (Konserve)
50ml Milch (1,5% Fett)
1/2 TL gekörnte Brühe
1 TL Honig
Jodsalz, Curry, Sojasauce, weißer Pfeffer, Ingwer
1 TL Saucenbinder, hell

- Naturreis in Salzwasser bissfest garen.
- Putenschnitzel in Sesamöl braten.
- Fruchtcocktail mit etwas Dosenwasser dazugeben.
- Kurz aufkochen, Milch dazugeben, aufwallen lassen, mit Honig und den Gewürzen abschmecken und mit Saucenbinder andicken.

Chicoreesalat mit Orangenfilets

50g Chicoree	*1 TL Sonnenblumenöl*
50g Möhre	*1 TL Orangensaft*
1 EL Orange	*evtl. Süßstoff*
1 EL Naturjoghurt (1,5% Fett)	

- Chicoree waschen, in mundgerechte Stücke schneiden. Möhre putzen und raspeln.
- Orangenfilets mit Joghurt, Öl, Orangensaft und eventuell Süßstoff zu einem Dressing vermischen.
- Chicoree und Möhren mit dem Dressing mischen.

Abendessen

Graubrot mit Apfel-Möhren-Aufstrich

1/4 Apfel	*Jodsalz, Cayennepfeffer*
1 TL Zitronensaft	*1 Scheibe Vollkornbrot*
1/2 kleine Möhre	*1 Scheibe Graubrot*
2 EL Frischkäse (leicht)	*1 TL Schnittlauchröllchen*

Getränk:
2 große Gläser Mineralwasser

- Apfel fein raffeln, mit Zitronensaft beträufeln.
- Möhre darüber raspeln und mit Frischkäse vermengen.
- Kräftig abschmecken, auf die Brote streichen und mit Schnittlauchröllchen garnieren.

Dessert:
1 mittelgroße Banane

1 Tagesportion enthält: 1500 kcal, 74g Eiweiß, 36g Fett, 213g Kohlenhydrate, 25g Ballaststoffe, 2,2l Trinkmenge

Schlemmertag

Frühstück

Schinkenvesper mit Pfirsich-Joghurt

2. Woche/Freitag

Getränke:
200 ml Kaffee oder Tee mit Kondensmilch (4% Fett) und evtl. Süßstoff, 2 große Gläser Mineralwasser

Schinkenvesper:
1 Scheibe Mehrkornbrot
1 TL Halbfettmargarine
1 Scheibe gek. Schinken
1 TL Schnittlauchröllchen

Pfirsich-Joghurt:
1 Pfirsich
150g Naturjoghurt (1,5% Fett)
1 EL Früchtemüsli ohne Zucker
Zitronensaft
Süßstoff nach Geschmack
Vanillearoma, Zimt

- Brot dünn mit Margarine bestreichen, mit Schinken belegen und Schnittlauch darüber streuen.
- Pfirsich in Würfel schneiden, mit Naturjoghurt und Müsli vermischen und abschmecken.

Dazu: 1 Glas Tomatensaft mit Salz, Pfeffer und 1 Spritzer Tabasco

Mittagessen

Fischfilet im Gemüsebett

Getränk:
2 große Gläser Mineralwasser

3 kleine Kartoffeln
1/2 kleine Möhre
30g Sellerie
1/4 Porreestange
1/2 kleine Zwiebel
150g TK-Kabeljaufilet
Zitronensaft
1 TL gehackter Dill
1 EL Weißwein
1 EL Kondensmilch (4% Fett)
1/2 Tasse Fischfond
2 TL Saucenbinder, hell
Jodsalz, Muskat, weißer Pfeffer

- Kartoffeln schälen und in Salzwasser garen.
- Möhre und Sellerie in kleine Stifte schneiden.

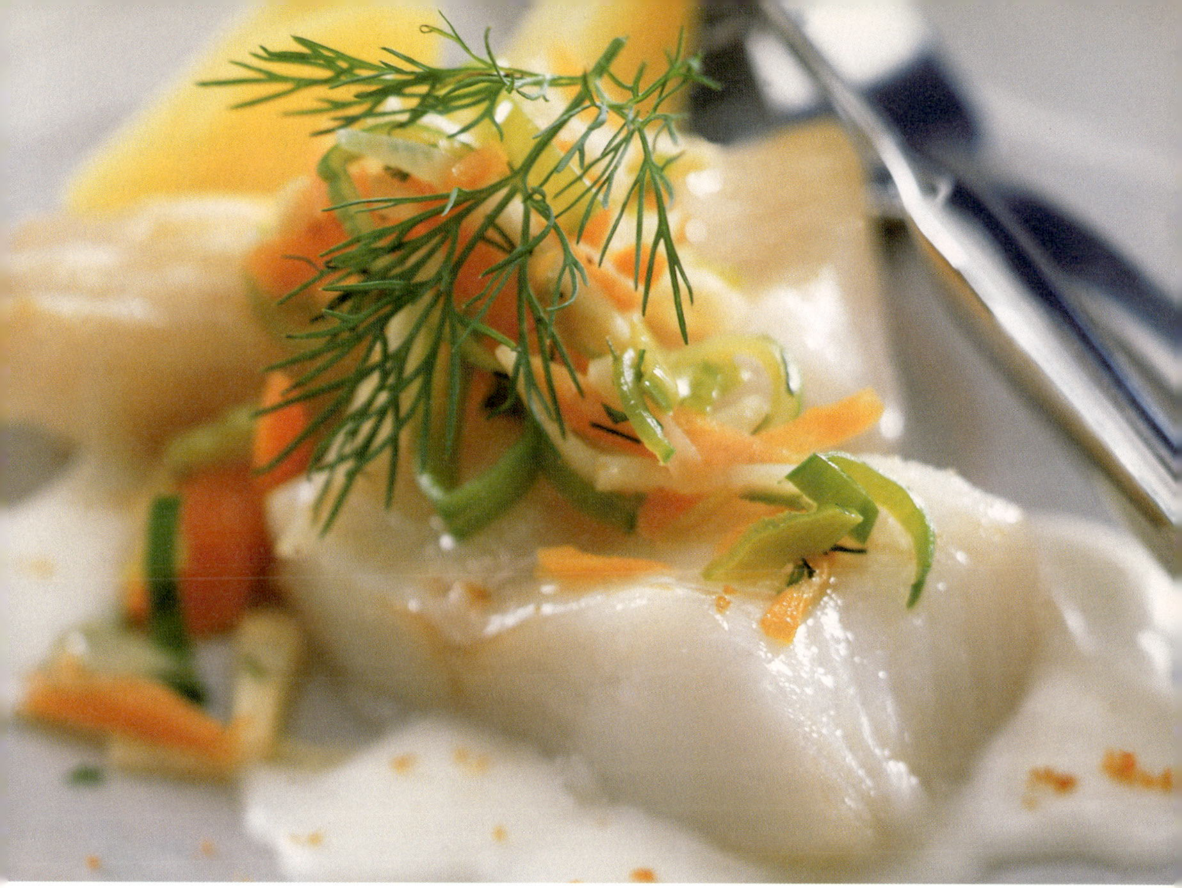

- Den Porree in dünne Ringe schneiden, die Zwiebel würfeln.
- Den Fisch mit Zitronensaft beträufeln.
- Das Gemüse und den Fisch in eine Pfanne geben, würzen und in einem Spiegel aus Wasser und Wein gar dünsten.
- Den Fischfond abgießen, mit Kondensmilch vermischen, abschmecken und mit Saucenbinder abbinden.

Susi Oettinger: Mein Spezialtipp

Ich habe gelernt, Fisch mit möglichst wenig Fett zuzubereiten. Die meisten Fischsorten lassen sich gut grillen oder in Alufolie garen, andere eignen sich besser zum Dünsten. Wichtig ist es, auf kalorienreiche Panaden zu verzichten. Diese sind generell Kalorienbomben, weil sie jede Menge Fett aufsaugen.

Zwischenmahlzeit

Croissant mit Himbeerkonfitüre

Getränke:
200 ml grüner Tee, 2 große Gläser Mineralwasser

1 Croissant
2 TL Himbeerkonfitüre
1 TL Halbfettmargarine

Abendessen

Sonnenblumenbrot mit vegetarischem Aufstrich

Getränke:
1 Glas Sauerkirschsaft, 2 große Gläser Mineralwasser

1 Scheibe Sonnenblumenvollkornbrot
1 Scheibe Knäckebrot
1 TL Halbfettmargarine
1 Scheibe Gouda (40% Fett)
1 EL vegetarischer Brotaufstrich (Tartex/Reformhaus)
100g Mixed Pickles

- Brot mit Margarine und Käse oder mit vegetarischem Brotaufstrich bestreichen.
- Dazu Mixed Pickles.

Susi Oettinger: Mein Spezialtipp

Wenn mich zwischendurch, z.B. beim Fernsehen, der Heißhunger auf Süßes packt, gelingt es mir mittlerweile ganz gut, mich mit dem Knabbern von Gemüsestäbchen, Obst oder Knäckebrot und fettarmen Milchprodukten abzulenken. Manchmal suche ich mir aber auch eine andere Beschäftigung, bei der ich mich bewegen oder entspannen kann - ich fange beispielsweise an Staub zu saugen oder zu bügeln (das ist mit fettigen Fingern ohnehin unmöglich), mache Gymnastik oder lese statt fernzusehen ein spannendes Buch. So komme ich auf andere Gedanken. Wenn alle Ablenkungstricks nicht helfen, dann wähle ich zumindest fettarme Süßigkeiten wie Weingummi oder Lakritze.

1 Tagesportion enthält:
1600 kcal, 76g Eiweiß, 50g Fett, 203g Kohlenhydrate, 23g Ballaststoffe, 2,3l Trinkmenge

Frühstück

Brötchen mit Erdbeerquark

3 EL Magerquark	*Vanillearoma*
1 EL Erdbeerkonfitüre	*1 Mohnbrötchen*
100g Erdbeeren	*Minzblatt oder Zitronenmelisse*
Süßstoff nach Geschmack	

Getränke:
200 ml Kaffee oder Tee mit Kondensmilch (4% Fett) und evtl. Süßstoff, 2 große Gläser Mineralwasser

- Magerquark, Erdbeerkonfitüre und die Hälfte der Erdbeeren mit der Gabel zerdrücken, verrühren und nach Geschmack mit Süßstoff und Vanillearoma abschmecken.
- Masse auf das Brötchen geben, mit Minze oder Zitronenmelisse verzieren.
- Restliche Erdbeeren dazu essen.

Zwischenmahlzeit

Pfirsich-Buttermilch-Shake

100ml Buttermilch	*Zitronensaft und Süßstoff nach*
100ml Pfirsichsaft	*Geschmack*
2 Spalten Pfirsich als Garnitur	*Eiswürfel*

Getränk:
2 große Gläser Mineralwasser

- Buttermilch mit dem Pfirsichsaft kräftig verrühren, mit Zitronensaft und Süßstoff abschmecken.
- Glas mit Pfirsichspalten garnieren, Shake einfüllen und mit Eiswürfeln anrichten.

Mittagessen

Herzhafter Eintopf mit Grießklößchen

Getränke:
200 ml Orangensaft, 2 große Gläser Mineralwasser

Eintopf:
1 kleine Kartoffel
1/2 kleine Möhre
1/2 kleine Stange Porree
50g grüne Bohnen
50g Blumenkohl
50g Sellerie
1 EL Mais
1/2 kleine Zwiebel
1 EL Halbfettmargarine
1 TL gehackte Petersilie
1 TL gekörnte Gemüsebrühe
schwarzer Pfeffer, Jodsalz

Grießklößchen:
50g Weizengrieß
100ml Gemüsebrühe
1 Ei
1 TL gehackte Petersilie
Jodsalz, Pfeffer
30g Baguette oder 1 kleines Brötchen

- Gemüse in mundgerechte Stücke schneiden, in Gemüsebrühe garen und abschmecken.
- Den Grieß in die kochende Gemüsebrühe einrühren und quellen lassen, bis keine Flüssigkeit mehr da ist.
- Mit Ei und Petersilie vermischen und abschmecken.
- Mit dem Teelöffel kleine Klößchen formen und in den kochenden Eintopf geben.
- Das Brötchen zu dem Eintopf essen.

Susi Oettinger: Mein Spezialtipp

Die CM_3-Kapseln habe ich nicht nach »Schema F« eingenommen, sondern die Dosis auf mein unterschiedliches Hungergefühl abgestimmt. Hatte ich viel Hunger, habe ich mehr genommen, hatte ich wenig Hunger, habe ich weniger oder keine Kapsel geschluckt. Übrigens: Ein Glas Wasser vor dem Essen wirkt als zusätzliche Appetitbremse!

Dessert

Gefüllter Bratapfel

1 mittelgroßer Apfel
1 TL gem. Haselnüsse
1 TL Sultaninen
1 EL Magerquark
1 TL Honig
Zitronensaft, Zimt, Rumaroma

Getränk:
2 große Gläser Mineralwasser

- Apfel aushöhlen und mit den anderen, vermischten Zutaten füllen.
- Backofen auf 180 °C vorheizen, Äpfel 20 bis 25 Minuten bei 200 °C backen.

Abendessen

Rindfleischsalat

100g Roastbeef
1 TL Zwiebel
50g Mixed Pickles
1 EL Naturjoghurt (1,5% Fett)
1 EL Salatmayonnaise (leicht)
1 TL Tomatenketchup
1 TL frische Schnittlauchröllchen
1/2 Ei
Jodsalz, schwarzer Pfeffer, Paprika edelsüß, 1-2 Spritzer Tabasco, scharfer Senf
1 Scheibe Sonnenblumentoast
1 Msp. Halbfettmargarine

- Roastbeef in Streifen schneiden, Zwiebel würfeln und mit Mixed Pickles vermischen.
- Die restlichen Zutaten zu einem kräftigen Dressing vermischen und über das Fleisch geben.
- Brot dünn mit Margarine bestreichen.

1 Tagesportion enthält: 1500 kcal, 82g Eiweiß, 40g Fett, 196g Kohlenhydrate, 25g Ballaststoffe, 2,3l Trinkmenge

2. Woche/Sonntag

Frühstück

Bavaria blue-Brötchen mit Möhrensaft

Getränke:
200 ml Kaffee oder Tee mit Kondensmilch (4% Fett) und evtl. Süßstoff, 1 großes Glas Möhrensaft

1 Brötchen
1 Scheibe Graubrot
1 TL Halbfettmargarine
30g Bavaria blue (leicht)
1 EL Aprikosenkonfitüre

Zwischenmahlzeit

Beeren-Milchmix

Getränk:
2 große Gläser Mineralwasser

100ml Milch (1,5% Fett)
50g Himbeeren
50g Erdbeeren
Süßstoff und Zitronensaft nach Geschmack
3 Löffelbiskuits

- Die Milch mit den Beeren pürieren und abschmecken.
- Eisgekühlt servieren.
- Dazu passen Löffelbiskuits.

Mittagessen

Brokkoli-Nudelpfanne mit Schafskäse

Getränke:
2 große Gläser Mineralwasser, evtl. mit dem Saft einer halben Zitrone

130g schmale grüne Bandnudeln (45g roh)
150g Brokkoli
Gemüsebrühe
1/2 kleine Zwiebel
50g Tomatenwürfel
1 EL Olivenöl
1 Scheibe gek. Schinken
30g Schafskäse (Feta)
schwarzer Pfeffer, Kräutersalz, Basilikum, Oregano, Knoblauch

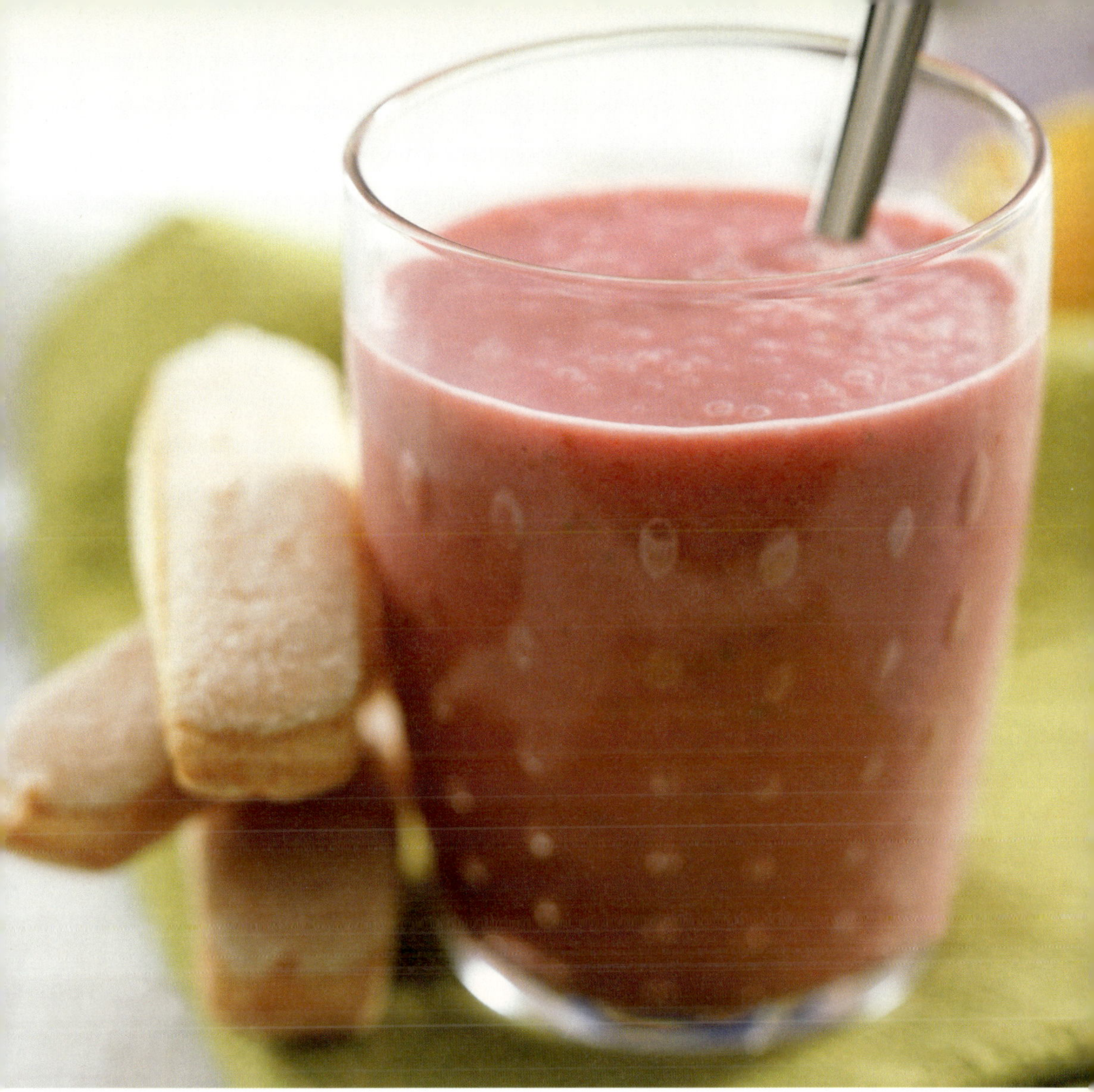

- Nudeln al dente kochen.
- Brokkoli in Gemüsebrühe bissfest kochen.
- Zwiebel in Scheiben schneiden.
- Zwiebelscheiben und Tomatenwürfeln in Öl andünsten, Schinkenwürfel dazugeben und mit den Nudeln und dem Brokkoli mischen.
- Fetawürfel darunter geben, schmelzen lassen und mit den Gewürzen abschmecken.

Tomatensalat

2 kleine Tomaten
1/2 TL Olivenöl
1 TL Frühlingszwiebeln
Balsamessig, Kräutersalz, schwarzer Pfeffer, Basilikum

- Tomaten vierteln.
- Die restlichen Zutaten zu einem Dressing verrühren und die Tomatenviertel damit marinieren.

Abendessen

Fleischsalat

Getränk:
2 große Gläser Mineralwasser

90g Geflügellyoner
1 EL Kidney-Bohnen
1 EL Gewürzgurken
1 EL Mais
1 EL Gemüsepaprika
1 TL Zwiebelwürfel
1 TL gehackte Petersilie
1 EL Salatmayonnaise (leicht)
Weinessig, Jodsalz, schwarzer Pfeffer, Muskat
1 Scheibe Mischbrot
1 Scheibe Mehrkornbrot
2 TL Halbfettmargarine

1 Tagesportion enthält: 1500 kcal, 73g Eiweiß, 49g Fett, 187g Kohlenhydrate, 24g Ballaststoffe, 2l Trinkmenge

- Wurst in feine Streifen schneiden, mit Kidney-Bohnen, Gewürzgurkenwürfeln, Mais, Paprikastreifen und Zwiebelwürfeln mischen.
- Die restlichen Zutaten zu einem Dressing verrühren und darüber geben.
- Dazu passt Brot mit Margarine.

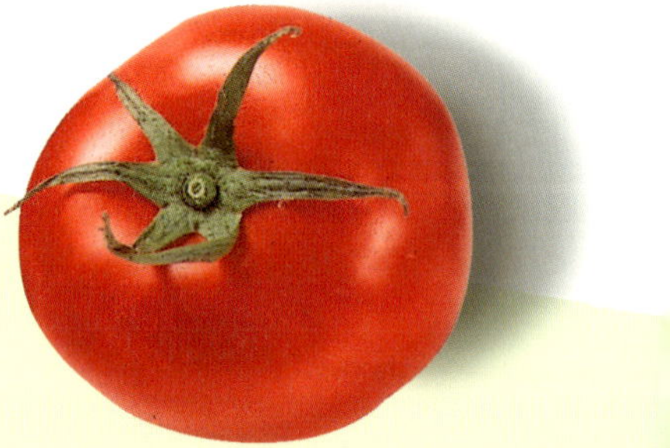

Susi Oettinger: So habe ich es geschafft

Meine Essgewohnheiten habe ich nicht von heute auf morgen geändert. Bei mir ging das Umgewöhnen langsam und gemächlich vonstatten und somit fiel es mir auch nicht besonders schwer.

Ich habe mich und meine Ernährungsgewohnheiten zunächst einfach mal beobachtet. Dann habe ich überlegt, was ich vielleicht verändern könnte – wo die Probleme liegen. Erst danach habe ich aktiv nach Lösungsmöglichkeiten gesucht und überlegt, wie ich gewisse Angewohnheiten abstellen kann.

Ich habe auch nicht sofort auf sämtliche Lieblingsspeisen verzichtet, sondern zunächst einmal die Portionen verkleinert und später vermehrt kalorienarme Zutaten verwendet.

Frühstück

Sattmacher-Frühstück

100g Naturjoghurt (1,5% Fett)
50g Haferflocken
50g Birne
50g Apfel
50g Banane
20g getr. Aprikosen
1 TL Walnüsse
Süßstoff und Zitronensaft nach Geschmack
Zimt

Getränke:
200 ml Kaffee oder Tee mit Kondensmilch (4% Fett) und evtl. Süßstoff, 2 große Gläser Mineralwasser

- Obst kleinschneiden.
- Joghurt mit den restlichen Zutaten vermischen und abschmecken.

Zwischenmahlzeit

Knusper-Knäcke mit Camembert

1 Scheibe Knäckebrot
5 Radieschen
1 TL Schnittlauchröllchen
30g Camembert (leicht)

Getränk:
2 große Gläser Mineralwasser

Mittagessen

Gefüllte Zucchinischiffchen auf Tomatenreis

Getränke:

150ml Grapefruitsaft,
2 große Gläser Mineralwasser

Zucchinischiffchen:

150g Zucchini
80g gemischtes Hackfleisch
2 EL Zwiebelwürfel
1 TL ger. Parmesan
Kräutersalz, weißer Pfeffer,
Kerbel, Knoblauch

Tomatenreis:

150g Naturreis (50g roh)
1 1/2 TL Tomatenmark
Pfeffer, Jodsalz

Tomatensauce:

1 TL Zwiebelwürfel
2 EL grüne Paprikawürfel
2 EL Zucchiniwürfel
1 TL Olivenöl
60g Tomatenwürfel
Kräutersalz, schwarzer Pfeffer,
Oregano, Basilikum, Knoblauch,
1 Spritzer Süßstoff

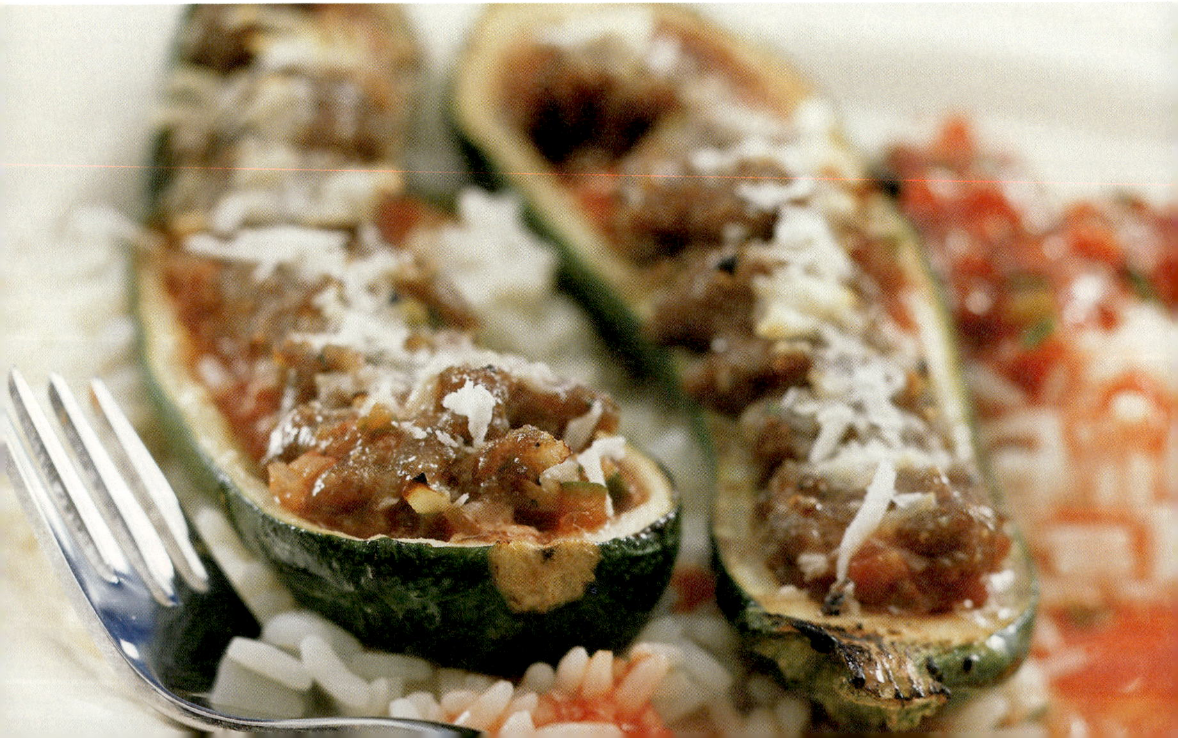

- Zucchini aushöhlen.
- Hackfleisch mit Zwiebelwürfelchen mischen und würzen, in die ausgehöhlte Zucchini geben.
- In eine gefettete Auflaufform legen. Bei 180 °C 30 Minuten backen.
- 10 Minuten vor Ende der Backzeit den Parmesan über die Zucchinischiffchen streuen.
- In der Zwischenzeit Reis in Salzwasser bissfest garen, abschütten, mit Tomatenmark mischen und abschmecken.
- Für die Tomatensauce Zwiebel-, Paprika- und Zucchiniwürfel in Olivenöl anbraten, das Tomatenmark und die Tomatenwürfel dazugeben und abschmecken.
- Zucchinischiffchen zu dem Tomatenreis servieren, mit Tomatensauce übergießen.

Variante: Statt der Zucchini können Sie je nach Geschmack auch Auberginen verwenden.

Abendessen

Warmer Kartoffelsalat mit Kohlrabibrot

Kartoffelsalat:

150g Kartoffeln
1 TL gekörnte Brühe
80g Mixed Pickles
1 EL Zwiebelwürfelchen
1 TL Sonnenblumenöl
1 TL Schnittlauchröllchen
Kräutersalz, weißer Pfeffer, Senf, Süßstoff nach Geschmack, Weinessig

Kohlrabibrot:

1 Scheibe Vollkornbrot
80g Kohlrabi
1 TL Schnittlauchröllchen
Kräutersalz, weißer Pfeffer

Getränk:

2 große Gläser Mineralwasser

1 Tagesportion enthält:
1400 kcal,
62g Eiweiß,
42g Fett,
183g Kohlenhydrate,
27g Ballaststoffe,
2l Trinkmenge

- Kartoffeln in der Schale mit gekörnter Brühe garen, pellen und in Scheiben schneiden, Mixed Pickles dazugeben.
- Die restlichen Zutaten zu einem Dressing verarbeiten und darüber geben.
- Mit etwas heißer Fleischbrühe aufgießen und sofort servieren.
- Kohlrabi in Scheiben schneiden, auf das Brot legen, würzen und mit Schnittlauchröllchen garnieren.

Kartoffeln in der Schale kochen

Pellkartoffeln liefern mehr Ballaststoffe als Salzkartoffeln. Diese quellen im Darm auf, erhöhen sein Volumen und halten so den Verdauungsapparat auf Trab. Kartoffeln, die ohne Schale gekocht werden, verlieren zudem bis zu 30 Prozent ihrer Nährstoffe. Pellkartoffeln machen auch hervorragend satt.

Frühstück

Gemischtes Obst mit Cornflakes

Getränke:
200 ml Kaffee oder Tee mit Kondensmilch (4% Fett) und evtl. Süßstoff, 2 große Gläser Mineralwasser

1 kleine Kiwi	*1 TL Honig*
1/4 Mango	*1 TL gehackte Haselnüsse*
6 Erdbeeren	*Zitronensaft und Süßstoff nach Geschmack*
1/2 Becher Naturjoghurt (1,5% Fett)	*3 EL Cornflakes*

- Kiwi und Mango schälen, zusammen mit den Erdbeeren in mundgerechte Stücke schneiden.
- Den Joghurt mit Honig und Haselnüssen vermischen, abschmecken und über das Obst geben.
- Cornflakes darüberstreuen.

Zwischenmahlzeit

Knabber-Gemüsesticks mit peppigem Dip

Dip:
80g Magerquark
1 TL Tomatenmark
1 EL Zwiebelwürfel
1 TL Schnittlauchröllchen
Kräutersalz, schwarzer Pfeffer, Paprika edelsüß, 1 Spritzer Tabasco, Knoblauch

Gemüsesticks:
5 Radieschen
1 kleines Stück Rettich
1 kleines Stück Kohlrabi
1/2 kleine Möhre
1 kleines Stück Gurke
3 Blatt Chicoree

Getränk:
2 große Gläser Mineralwasser

- Quark mit den restlichen Zutaten vermischen und kräftig abschmecken.
- Die Gemüsesticks in den Dip tauchen und essen.

Mittagessen

Apfelleber mit Kartoffelpüree

Apfelleber:
120g Leber
1 kleiner Apfel
1 große Zwiebel
1 TL Sojaöl

Sauce:
1 EL Apfelsaft
2 EL Kondensmilch (4% Fett)
2 EL Wasser
1 TL Saucenbinder, braun
Jodsalz, weißer Pfeffer

Püree:
200g Kartoffeln
50 ml Milch (1,5% Fett)
evtl. Kartoffelwasser
Salz, Muskat

Getränke:
1 großes Glas kalorienarmes Light-Getränk, 2 große Gläser Mineralwasser

- Die Leber in mundgerechte Stücke teilen.
- Apfel vierteln und die Zwiebel in dünne Scheiben schneiden.

- Alle drei Zutaten in Öl kräftig anbraten.
- Mit Apfelsaft ablöschen, abschmecken, mit Kondensmilch aufgießen und mit Saucenbinder abbinden.
- Kartoffeln als Salzkartoffeln garen, pellen und zerstampfen.
- Milch und Gewürze zugeben.

Abendessen

Paprika-Käseaufstrich mit Fenchelrohkost

Getränke:

1 große Tasse Kräutertee, 2 große Gläser Mineralwasser

Fenchelrohkost:

150g Fenchel
1 EL Ananas
1 EL Mandarinen
1/4 kleiner Apfel
2 EL Naturjoghurt (1,5% Fett)
1 TL Sojaöl
1 EL Grapefruitsaft oder Orangensaft
Jodsalz, weißer Pfeffer, Curry, Zitronensaft, Senf, Süßstoff, Dill

Paprika-Käseaufstrich:

60g körniger Frischkäse
1 EL Zwiebel
2 EL Paprikawürfel
1 TL gehackter Kerbel
Kräutersalz, weißer Pfeffer, Paprika edelsüß
1 Scheibe Sonnenblumenvollkornbrot
1 Scheibe Knäckebrot

1 Tagesportion enthält:
1387 kcal, 79g Eiweiß, 35g Fett, 181g Kohlenhydrate, 36g Ballasstoffe, 2l Trinkmenge

- Fenchel in mundgerechte Stücke schneiden, Ananas-, Mandarinen- und Apfelstückchen dazugeben.
- Die restlichen Zutaten zu einem Dressing verrühren und darüber geben.
- Für den Aufstrich den körnigen Frischkäse mit Zwiebel- und Paprikawürfel sowie Kerbel vermengen und kräftig abschmecken.
- Aufstrich auf die Brotscheiben verteilen.

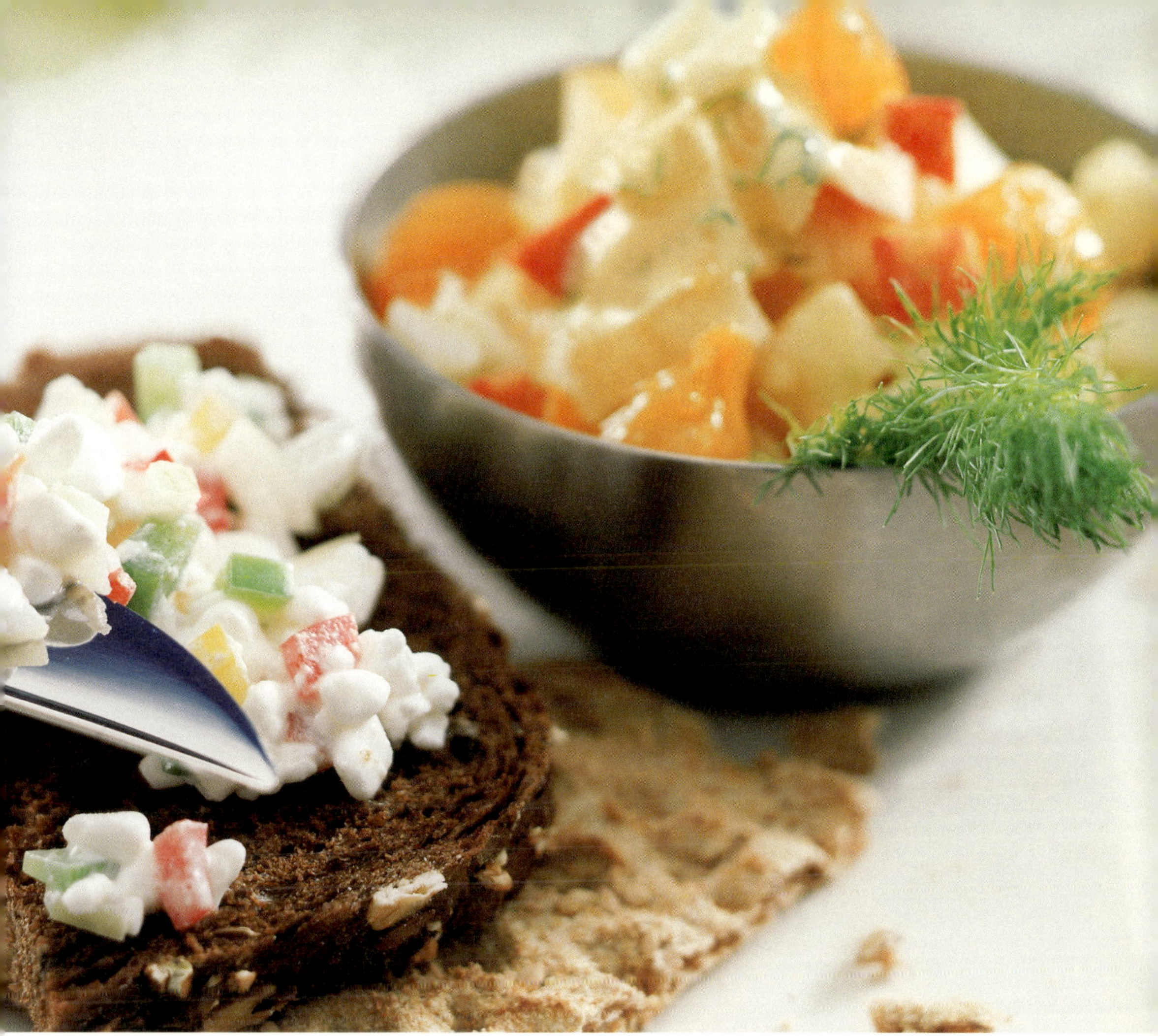

Frühstück

Müslibrötchen mit Apfel-Möhren-Aufstrich

2 EL Hüttenkäse (leicht)
1 EL Möhre
1 EL Apfel
Weißer Pfeffer, Kräutersalz
1 Müslibrötchen

- Hüttenkäse mit Möhren- und Apfelraspeln vermischen und abschmecken.

Getränke:
200 ml Kaffee oder Tee mit Kondensmilch (4% Fett) und evtl. Süßstoff, 2 große Gläser Mineralwasser

Zwischenmahlzeit

Melonen-Dickmilch

Getränke:
1 große Tasse frischer Pfefferminztee (evtl. mit Süßstoff), 2 große Gläser Mineralwasser

150g Dickmilch (1,5% Fett)
1 kleine Orange
100g Honigmelone
1 TL Sonnenblumenkerne
30g Früchtemüsli ohne Zuckerzusatz
Süßstoff nach Geschmack, Zimt, Rumaroma

- Dickmilch mit Orangenfilets und Melonenstückchen mischen.
- Sonnenblumenkerne trocken in der Pfanne anrösten, zusammen mit dem Müsli unter die Dickmilch geben und abschmecken.

Susi Oettinger: Hätten Sie das gewusst?

Irreführend finde ich, dass Lebensmittel mit der Aufschrift »ohne Zucker« oder »ohne Zuckerzusatz« zwar tatsächlich keinen Haushaltszucker enthalten, dafür aber andere kalorienreiche Süßungsmittel wie z.B. Fruchtzucker oder Honig.

Mittagessen

Gemüselasagne mit Endiviensalat

Getränk:
2 große Gläser Mineralwasser

Lasagne:
2 EL Möhre
2 EL Sellerie
2 EL Porree
1/2 kleine Kartoffel
2 EL Kohlrabi
1 kleiner frischer Champignon
1/2 kleine Zwiebel
Gemüsebrühpulver
1 TL Olivenöl
2 Lasagneplatten
1 EL Tomatenwürfel
50ml Milch (1,5% Fett)
1 kleines Ei
Tomatensalz, weißer Pfeffer, Muskat, Oregano, Basilikum, Paprika edelsüß, Thymian
1 EL Edamer, gerieben

Endiviensalat:

30g Endiviensalat
1/4 kleine rote Paprika
1/4 kleine gelbe Paprika
1/4 kleine grüne Paprika
1 EL Schalotten
2 grüne Oliven, mit Knoblauch gefüllt
1 TL Olivenöl
Kresse, Kräutersalz, schwarzer Pfeffer, etwas Zitronensaft, Senf

- Gemüse in Würfel schneiden, in Gemüsebrühe bissfest garen.
- Auflaufform dünn ausfetten.
- Gemüse abwechselnd mit den Lasagneplatten in die Form schichten, als oberste Schicht eine Nudelplatte legen.
- Tomatenwürfel auf die oberste Nudelplatte geben.
- Die Milch mit dem Ei verquirlen, kräftig abschmecken und über den Auflauf geben.
- Bei 180 °C 40 bis 45 Minuten backen.
- 10 Minuten vor Ende der Backzeit den Käse über den Auflauf streuen.
- In der Zwischenzeit Endiviensalat putzen, waschen, trockentupfen und in mundgerechte Stücke schneiden.
- Paprika und Schalotten würfeln.
- Aus den restlichen Zutaten ein Dressing zubereiten und mit dem Salat vermengen.

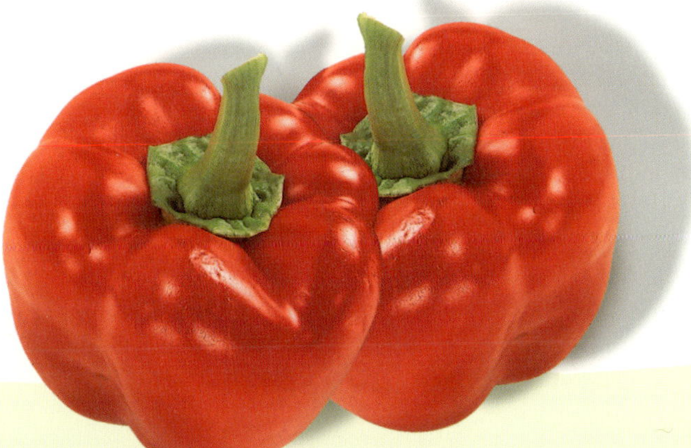

Abendessen

Melonenschiffchen mit Lachsschinken und Pumpernickel mit Camembert

Getränk:

2 große Gläser Mineralwasser

1 Tagesportion enthält:
1430 kcal,
66g Eiweiß,
41g Fett,
191g Kohlenhydrate,
29g Ballaststoffe,
2,3l Trinkmenge

Melonenschiffchen:

1/4 Honigmelone
2 hauchdünne Scheiben Lachsschinken

Pumpernickel:

1 Scheibe Pumpernickel
30g Camembert (leicht)
1 TL Preiselbeeren

- Honigmelone zu Schiffchen schneiden und mit dem Lachsschinken belegen.
- Pumpernickel mit Käse und Preiselbeeren belegen.

Dazu: 1 Glas Tomatensaft mit Salz, Pfeffer und 1 Spritzer Tabasco.

Dessert: 1 kleine Banane

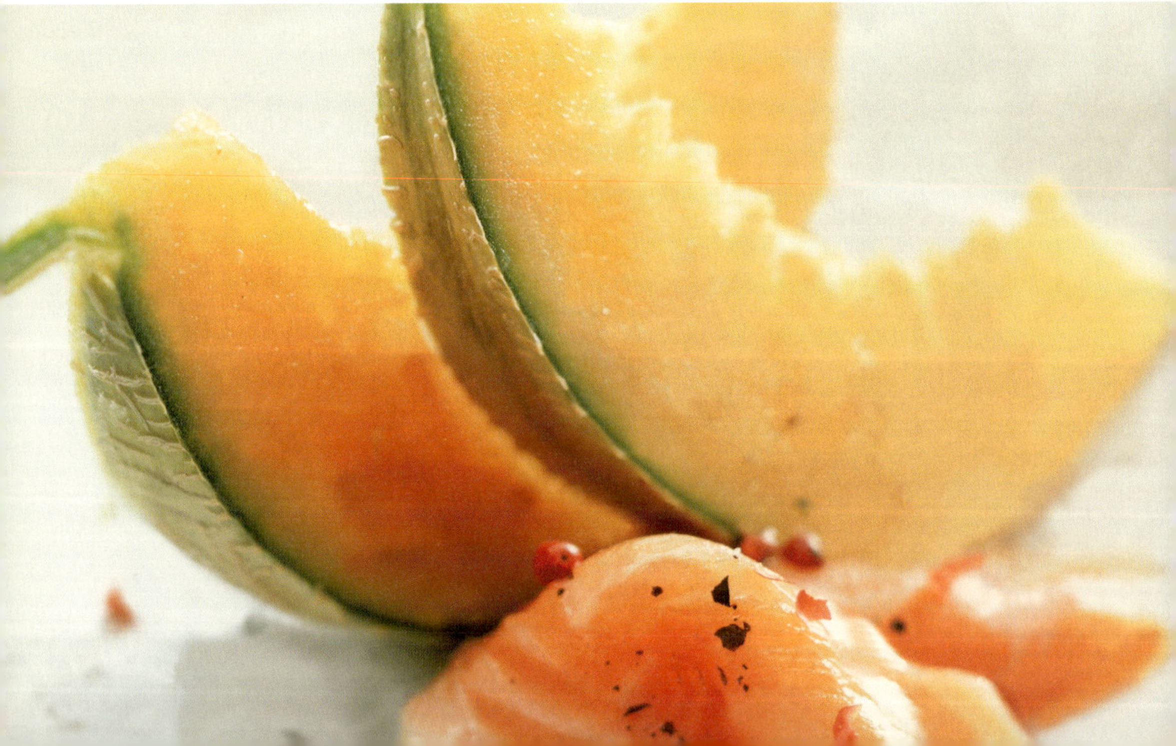

Frühstück

Südsee-Fruchtcocktail mit Kokosraspeln und belegtes Brötchen

Fruchtcocktail:
50g Ananas
1 kleine Kiwi
50g Netzmelone
1 TL Kokosraspeln
Zitronensaft und Süßstoff nach Geschmack

Belegtes Brötchen:
1 Mehrkornbrötchen
1 TL Halbfettmargarine
30g Putensalami
3 Scheiben gek. Ei
1 Blatt Kopfsalat
1 TL gehackte Petersilie

Getränke:
200 ml Kaffee oder Tee mit Kondensmilch (4% Fett) und evtl. Süßstoff, 2 große Gläser Mineralwasser

- Obst in Stücke schneiden, abschmecken und mit Kokosraspeln bestreuen.
- Brötchen dünn mit Margarine bestreichen und mit den übrigen Zutaten belegen.

Zwischenmahlzeit

Tomaten-Gurken-Kaltschale

130g Dickmilch (1,5% Fett)
80g Tomaten
80g Gurken

frischer Basilikum und Dill, Tomatensalz, schwarzer Pfeffer, Zitronensaft, Knoblauch

Getränk:
2 große Gläser Mineralwasser

- Alle Zutaten mit dem Mixer gründlich pürieren und kräftig abschmecken.
- Gut gekühlt servieren.

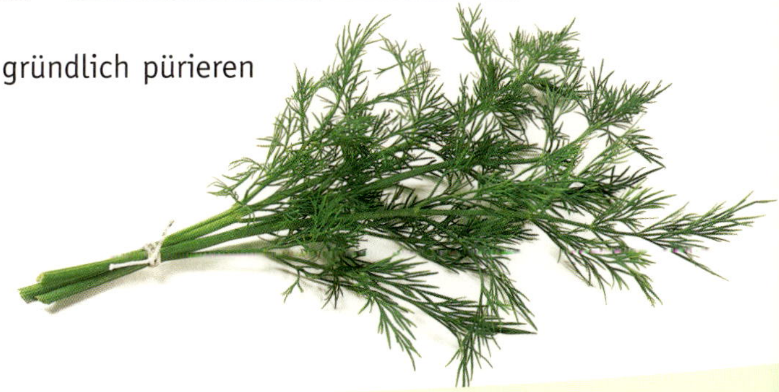

Mittagessen

Buchweizenbratling mit Sesamkartoffeln und Blumenkohlrohkost

Getränk:

2 große Gläser Mineralwasser

Bratling:

80g Buchweizenschrot
1 EL Sellerie
1 EL Möhre
1 Ei
1 EL kernige Haferflocken
1 EL Zwiebelwürfel
1 TL gehackte Petersilie
Salz, weißer Pfeffer
1 TL Sonnenblumenöl

Sesamkartoffeln:

2 mittelgroße Kartoffeln
1 TL Sesamsamen

Blumenkohlrohkost:

150 g Blumenkohl
1 EL Mandarinen
2 EL Naturjoghurt (1,5% Fett)
1 TL gehackte Walnüsse
Süßstoff, Jodsalz, weißer Pfeffer, Weinessig, Muskat

- Buchweizenschrot nach Packungsbeilage garen, abtropfen lassen.
- Sellerie und Möhre raspeln, mit Ei, Haferflocken, Zwiebelwürfelchen und der Petersilie mischen und abschmecken.
- Bratling formen und in heißem Öl ausbacken.
- Kartoffeln in der Schale kochen und pellen.
- Sesam trocken in der Pfanne rösten und über die Kartoffeln geben.
- Blumenkohl raffeln.
- Aus den restlichen Zutaten ein Dressing herstellen, über den Blumenkohl geben und gut vermischen.

Kleine Tricks helfen beim Fett sparen

Bei Broten mit Streichwurst oder -käse sind Butter und Margerine als zusätzliches Aufstrichfett überflüssig. Kalorienarm sind hingegen Gurken- oder Tomatenscheiben – sie machen belegte Brote noch saftiger.

Abendessen

Pumpernickel mit herzhafter Linsenpaste und Tomatenbrot

80g Linsen (Dose)
1/2 kleine Zwiebel
1 TL gehackte Petersilie
Jodsalz, schwarzer Pfeffer, Knoblauch, Paprika edelsüß
1 Scheibe Pumpernickel

100g süß-saure Gurkenhappen
1 Scheibe Mehrkornbrot
2 kleine Tomaten
Kräutersalz, Basilikum, schwarzer Pfeffer

Getränke:
1 kleines Glas Multi-Vitaminsaft, 2 große Gläser Mineralwasser

- Linsen abtropfen lassen, mit Zwiebelwürfeln, Petersilie und den Gewürzen kräftig vermengen, sodass eine cremige Paste entsteht.
- Dazu Pumpernickel mit Gurkenhappen und Brot mit Tomate essen.

Susi Oettinger: Mein Spezialtipp

Ich habe mir angewöhnt, viel zu trinken. Im Sommer bevorzuge ich Mineralwasser oder eine kühle Apfelsaftschorle. Dazu mische einen Teil Saft mit drei Teilen Mineralwasser. Im Winter mache ich mir gerne Früchte- oder Kräutertees. Ab und zu gönne ich mir auch ein Gläschen Wein oder Radler, allerdings nicht zu oft, denn Alkohol enthält viele Kalorien. Mir ist zudem aufgefallen, dass alkoholische Getränke meinen Appetit, vor allem auf fettig Deftiges, anregen.

1 Tagesportion enthält:
1414 kcal, 58g Eiweiß, 36g Fett, 204g Kohlenhydrate, 34g Ballaststoffe, 2,1l Trinkmenge

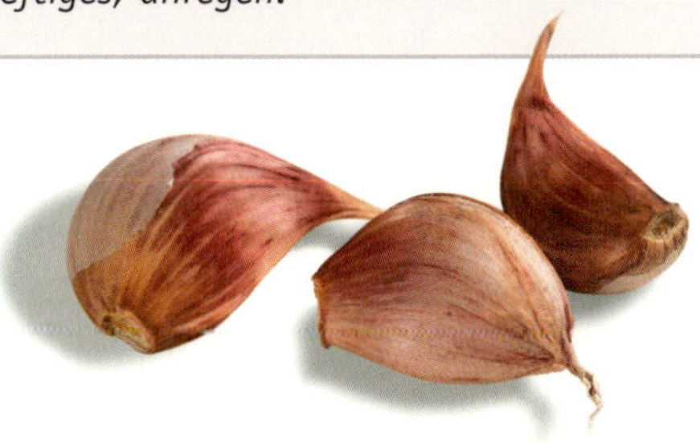

Frühstück

3. Woche/Freitag

Vollkornbrötchen mit Putenbrust

Getränke:
200 ml Kaffee oder Tee mit Kondensmilch (4% Fett) und evtl. Süßstoff, 2 große Gläser Mineralwasser

1 Vollkornbrötchen
2 TL Halbfettmargarine
1 Scheibe Putenbrust in Aspik
30g Cornichons
1 Blatt Lollo Rosso
3 Cocktail-Tomaten
1 TL Schnittlauchröllchen

Zwischenmahlzeit

Obstsalat

Getränk:
2 große Tassen grüner Tee, evtl. mit Süßstoff

Obstsalat:
150g Wassermelone
1/2 kleiner Apfel
1/2 kleine Nektarine
Zitronensaft und Süßstoff nach Geschmack

Vanillequark:
100g Magerquark
Mineralwasser
Süßstoff, Vanillearoma

- Melone, Apfel und Nektarine in mundgerechte Stücke schneiden, mit Zitronensaft und Süßstoff abschmecken.
- Dazu passt: Vanillequark

Mittagessen

Nudelpfanne mit Tomatenauce

Getränk:
2 große Gläser Mineralwasser

Nudelpfanne:
150g Vollkornnudeln (50g roh)
100g Zucchini
2 Scheiben Auberginen
50g Möhre
50g grüne Bohnen
1/2 kleine rote Zwiebel
1 TL Olivenöl
Gemüsebrühe
Kräutersalz, weißer Pfeffer, Knoblauch, Kräuter der Provence

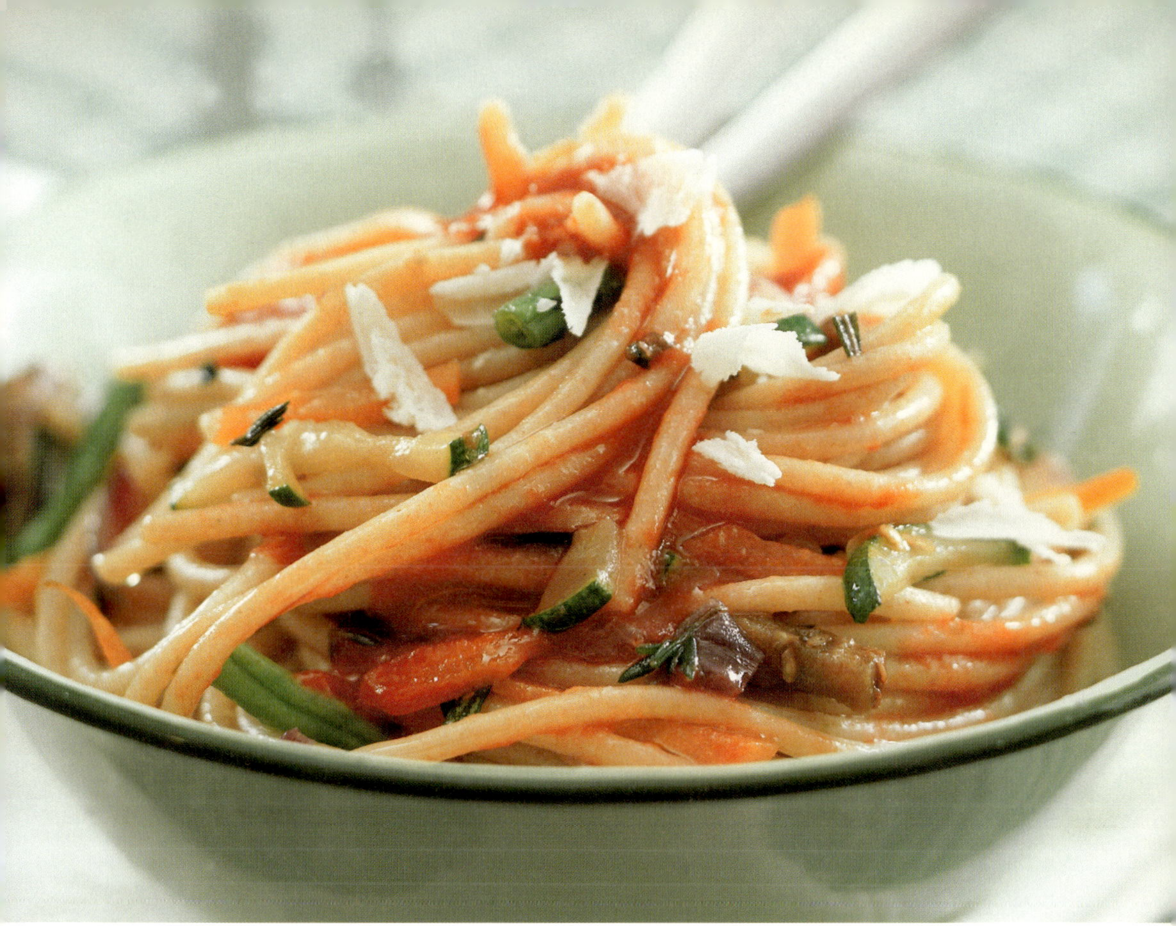

Tomatensauce:	*1 TL Saucenbinder, weiß*
50ml Gemüsebrühe	*Oregano, Kräutersalz, weißer*
2 EL Tomatenketchup	*Pfeffer*
1 EL Tomatenmark	*2 EL Parmesan*

- Nudeln in reichlich Salzwasser bissfest garen, abschütten.
- Gemüse klein schneiden, Zwiebel in Würfel schneiden.
- Zwiebel und Gemüse in Olivenöl anbraten, Gemüsebrühe dazugeben und garen.
- Zum Schluss die Nudeln unterheben und würzen.
- Für die Sauce: Gemüsebrühe, Ketchup und Tomatenmark verrühren und abschmecken, mit Saucenbinder andicken.
- Nudeln mit Sauce anrichten und Parmesan darüber streuen.

Dessert

Trauben-Dickmilch

150g Dickmilch (1,5% Fett)
50g blaue Trauben
Süßstoff und Zitronensaft nach Geschmack, Zimt

- Dickmilch und geviertelte Trauben vermischen und mit Süßstoff, Zitronensaft und Zimt abschmecken.

Abendessen

Mozzarella-Tomatensalat mit Vollkornbrot

Getränke:
1 großes Glas Orangensaft, 2 große Gläser Mineralwasser

30g Eisbergsalat
2 kleine Tomaten
1 EL Frühlingszwiebeln
60g Mozzarella-Kugeln
1 TL Olivenöl
frisches Basilikum
Balsamessig, Mozzarellasalz, grober schwarzer Pfeffer, Senf
1 Scheibe Knäckebrot
1 Scheibe Vollkornbrot
2 TL Halbfettmargarine

1 Tagesportion enthält:
1411 kcal, 59g Eiweiß, 52g Fett, 168g Kohlenhydrate, 26g Ballaststoffe, 2,1l Trinkmenge

- Salat waschen, trockentupfen und in mundgerechte Stück zerpflücken.
- Tomaten vierteln.
- Frühlingszwiebelringe und Mozzarellakugeln unter Salat und Tomaten heben.
- Restliche Zutaten zu einem Dressing verarbeiten und über den Salat geben. Kräftig mischen.
- Dazu passt Brot mit Margarine.

Eisbergsalat bleibt lange frisch

Eisbergsalat ist knackiger und langlebiger als sein Verwandter, der Kopfsalat. Im Kühlschrank hält er sich bis zu vier Tagen, eignet sich also besonders gut für Diäten oder Single-Haushalte. Außerdem liefert er sehr wenig Energie, ist also äußerst kalorienarm.
Wann immer Sie in den Rezepten eine bestimmte Salatsorte finden, können Sie diese gegen jede andere Sorte austauschen – je nach Geschmack bzw. je nachdem, welchen Salat Sie zur Hand haben.

Frühstück

3. Woche/Samstag

Mehrkornbrötchen mit Schinkenomelette

1 Ei
1 dünne Scheibe rohen Schinken
1 TL Zwiebelwürfel
1 TL Champignonwürfel
1 EL Milch (1,5% Fett)
1 TL Schnittlauchröllchen
Kräutersalz, weißer Pfeffer, Muskat
1 Mehrkornbrötchen
100g Mixed Pickles

Getränke:
200 ml Kaffee oder Tee mit Kondensmilch (4% Fett) und evtl. Süßstoff, 2 große Gläser Mineralwasser

- Das Ei mit den restlichen Zutaten vermischen und kurz mit einem Schneebesen schlagen.
- In einer Teflonpfanne backen.
- Omelette zu dem Brötchen und den Mixed Pickles essen.

Susi Oettinger: Mein Spezialtipp

Zum Braten von Fleisch, Kartoffeln oder Omelettes habe ich mir eigens eine mit Teflon beschichtete Pfanne gekauft. Damit kann ich sogar ganz ohne Fett braten.

Zwischenmahlzeit

Knäckebrot mit Hüttenkäse und Pfirsich

Getränk:
2 große Gläser Mineralwasser

2 Scheiben Knäckebrot
30g Hüttenkäse
etwas Kresse
1 kleiner Pfirsich
1 TL Bambusspossen

Trauben-Möhrensaft

100ml Möhrensaft
50ml Traubensaft
Zitronensaft nach Geschmack

Mittagessen

Germknödel mit Vanillesauce und Pflaumenkompott

Getränk:
2 große Gläser Mineralwasser

Germknödel:
95g Mehl
7g Hefe
50ml Milch (1,5% Fett)
1 kleines Ei

Vanillesauce:
100ml Milch (1,5% Fett)
1 TL Vanillepuddingpulver
Süßstoff, Vanillearoma

Mohnmasse:
40ml Orangensaft
1 EL Mohn
1 TL Saucenbinder, hell

Pflaumenkompott:
100g Pflaumen
Zitronensaft und Süßstoff nach Geschmack, Rumaroma

- Mehl, Hefe, Milch und Ei vermengen und an einem warmen Ort gehen lassen.
- Knödel formen, nochmals gehen lassen und in siedendem Wasser garziehen.
- In der Zwischenzeit Milch zum Kochen bringen.

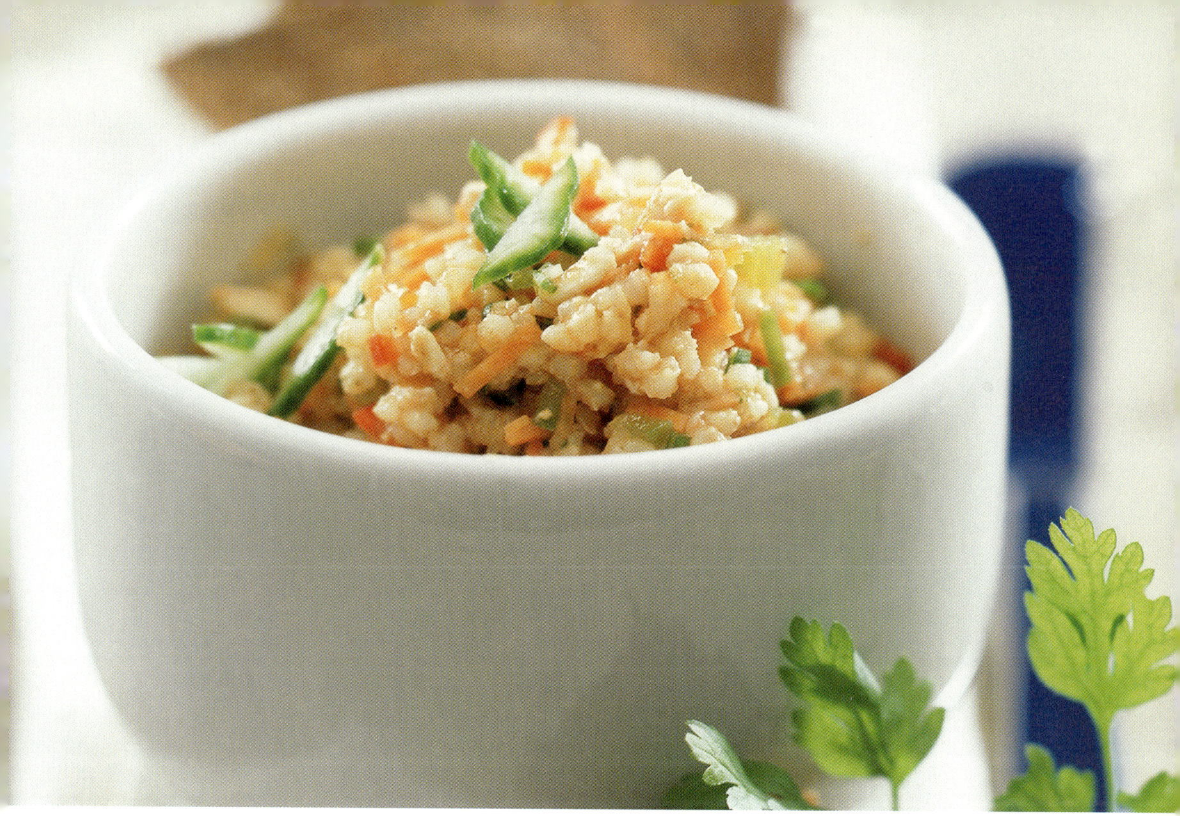

- Puddingpulver in etwas Wasser anrühren, mit dem Schneebesen in die Milch rühren, kurz aufkochen lassen und abschmecken.
- Kühl stellen.
- Für die Mohnmasse: Orangensaft aufkochen, Mohn dazugeben und mit Saucenbinder abbinden. Auf den Knödeln verteilen.
- Für das Kompott: Pflaumen in Wasser und Gewürzen kochen.

Abendessen

Pumpernickel mit Hirseaufstrich

30g Hirse
1 TL gekörnte Gemüsebrühe
20g Möhre
20g Porree
20g Paprika
1 TL Zwiebelwürfelchen
1 EL Haferflocken
1 TL Tomatenmark
schwarzer Pfeffer, Jodsalz, Knoblauch, Kerbel
2 Scheiben Pumpernickel
100g Salatgurke

Getränke:
200 ml Kräutertee, 2 große Gläser Mineralwasser

1 Tagesportion enthält: 1409 kcal, 60g Eiweiß, 23g Fett, 232g Kohlenhydrate, 32g Ballaststoffe, 2,25l Trinkmenge

- Die Hirse in Gemüsebrühe 20 Minuten garen.
- Gemüse fein raspeln, mit der abgetropften Hirse und den eingeweichten Haferflocken vermischen.
- Mit den restlichen Zutaten kräftig abschmecken und kühl stellen.
- Hirseaufstrich auf den Pumpernickel streichen, mit Gurkenscheiben garnieren.

Susi Oettinger: Ab und zu sündigen gehört dazu

Von Zeit zu Zeit gönne ich mir die eine oder andere Nascherei (z.B. ein paar Gummibärchen oder eine Praline) – das muss sein. Ich habe allzu oft erlebt, dass ich irgendwann einen richtigen Fressanfall bekam, wenn ich mir während einer Diät alle Leckereien verboten hatte, und alle meine guten Vorsätze waren dahin.

3. Woche/Sonntag

Schlemmertag

Frühstück

Schwarzbrot mit Edelschimmelkäse und Dörrobst

2 Scheiben Schwarzbrot
30g Edelschimmelkäse (leicht)
1 TL Frischkäse Rahmstufe
50g Rettich

Dörrobst:
100g Magerquark
50g Trockenobst
1 TL Weizenkleie
Zitronensaft und Süßstoff nach Geschmack

Getränke:
200 ml Kaffee oder Tee mit Kondensmilch (4% Fett) und evtl. Süßstoff, 2 große Gläser Mineralwasser

- Das Dörrobst über Nacht in Wasser einweichen.
- Einweichwasser mit dem Quark verrühren, abschmecken und über das Obst geben.
- Dazu das Brot mit Käse und Meerrettich essen.

Zwischenmahlzeit

Grießschnitte mit Fruchtgrütze

Grießschnitte:

130ml Milch (1,5% Fett)
20g Weizengrieß
1/4 Mark einer Vanilleschote
Süßstoff nach Geschmack

Fruchtgrütze:

50g Kirschen
50g Stachelbeeren
50ml Sauerkirschsaft
1 TL Speisestärke
Süßstoff nach Geschmack

Getränk:

2 große Gläser Mineralwasser, evtl. mit Zitronensaft

- Grießbrei mit eingeschnittener Vanilleschote kochen, abschmecken und in Förmchen füllen.
- Abkühlen lassen und stürzen.
- In der Zwischenzeit Sauerkirschsaft zum Kochen bringen, Obst hinzufügen, abschmecken und mit der angerührten Speisestärke abbinden.
- Grießschnitte mit Fruchtgrütze übergießen.
- Gut gekühlt genießen.

Mittagessen

Chinesische Reispfanne mit süßer Sauce

Reispfanne:

130g Naturreis (40g roh)
80g Linsen (Dose)
1/2 kleine Banane
1 kleine Schalotte
1/2 kleiner Porree
1/4 kleiner Sellerie
1 EL Bambussprossen
1 TL Nussöl
Jodsalz, weißer Pfeffer, Curry, Ingwer, Sojasauce

Süße Sauce:

50ml Milch (1,5% Fett)
2 EL Ananassaft
Süßstoff nach Geschmack, Curry, Sojasauce, Jodsalz, süßer Senf
1 Ring Ananas
1 TL Saucenbinder, hell

Getränke:

1 Glas kalorienarmes Light-Getränk,
2 große Gläser Mineralwasser

- Naturreis in Salzwasser bissfest garen, Linsen dazugeben.
- Banane, Schalotte und Porree in Scheiben schneiden, Sellerie und Bambussprossen würfeln und alles gut vermischen.
- Die restlichen Zutaten dazugeben.
- In der Zwischenzeit die Milch erhitzen, Ananassaft einrühren und würzen.
- Ananaswürfel zugeben und mit Saucenbinder andicken.

Susi Oettinger: Mein Spezialtipp

Das Gemüse für die Chinesische Reispfanne können Sie auch im Wok (Chinesische Garpfanne) zubereiten. In meiner Küche kommt der Wok sehr häufig zum Einsatz. Dabei erfinde ich immer neue Gemüse- und Würzkreationen. Das Schöne am Wok: Ich brauche fast kein Fett. Auch habe ich mir sagen lassen, dass es eine der gesündesten und aromaerhaltendsten Garmethoden ist.

Abendessen

Gemüsepizza mit Feldsalat

Getränk:
2 große Gläser Mineralwasser

Pizza:
60g Mehl
3g Hefe
1 TL Olivenöl
30g Paprikaschote
20g Brokkoliröschen
50g Tomatenwürfel (Dose)
2 kleine Champignons
1/4 kleine Zwiebel
30g Mozzarella
2 schwarze Oliven
schwarzer Pfeffer, Kräutersalz, Oregano, Estragon, Knoblauch

Feldsalat:
50g Feldsalat
2 Orangenfilets
1 TL Zwiebelwürfel
1 TL gehackte Walnüsse
1 EL Naturjoghurt (1,5% Fett)
1 TL Walnussöl
Jodsalz, weißer Pfeffer, Süßstoff nach Geschmack, Rosenessig

- Aus Mehl, Hefe und Olivenöl einen Hefeteig herstellen.
- Den Teig auf ein gefettetes Backblech geben und mit den anderen Zutaten belegen.
- Backofen auf 180 °C vorheizen, Pizza 30 bis 40 Minuten backen.
- In der Zwischenzeit den Salat waschen, trockentupfen und in mundgerechte Stück zupfen.
- Die restlichen Zutaten zu einen Dressing vermischen und über den Feldsalat geben.

1 Tagesportion enthält: 1600 kcal, 64g Eiweiß, 46g Fett, 223g Kohlenhydrate, 30g Ballaststoffe, 2l Trinkmenge

Frühstück

Schinkenbrötchen mit Tomatensaft

1 Kürbiskernbrötchen
1 TL Halbfettmargarine
3 dünne Scheiben roher Schinken
2 Gewürzgurken

Dazu: 150ml Tomatensaft mit Salz und schwarzem Pfeffer.

Getränke:
200 ml Kaffee oder Tee mit Kondensmilch (4% Fett) und evtl. Süßstoff, 2 große Gläser Mineralwasser

Zwischenmahlzeit

Exotischer Obstspieß

50g Kiwi
50g Banane
50g Ananas
50g Erdbeeren
Zitronensaft
1 EL braune Kuvertüre
1 EL Kokosflocken

Getränk:
2 große Gläser Mineralwasser

- Kiwi-, Bananen, Ananasscheiben und Erdbeeren auf einen Holzspieß geben, mit etwas Zitronensaft beträufeln.
- Die Kuvertüre auflösen und den Spieß damit übergießen, mit Kokosflocken bestreuen und kaltstellen.

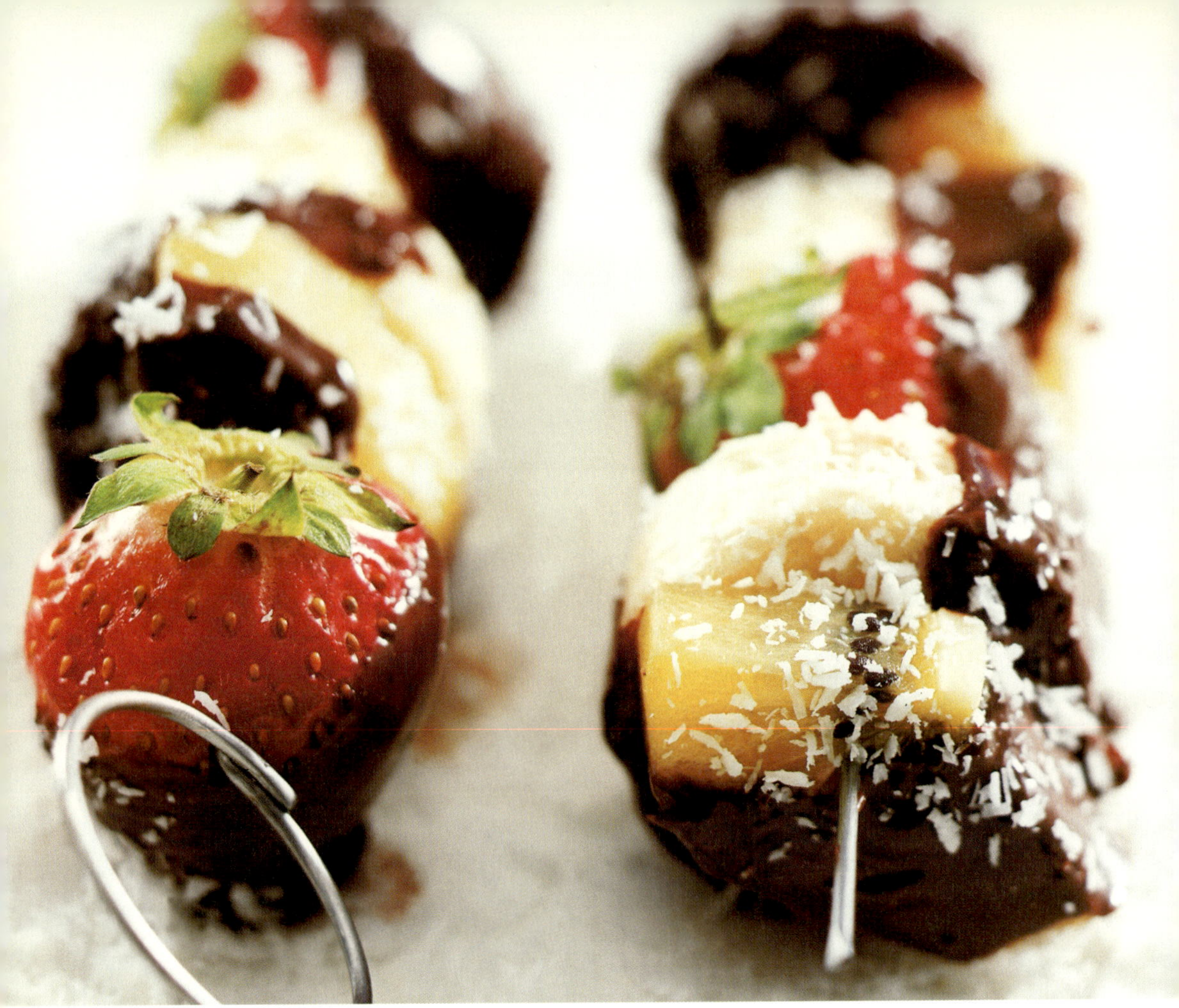

Gefüllte Champignons mit Kartoffelgratin und Bleichsellerierohkost

Getränke:

200ml Multi-Vitamin-Saft, 2 große Gläser Mineralwasser

Kartoffelgratin:

150g Kartoffeln
1/2 TL Sonnenblumenöl
100ml Milch (1,5% Fett)
1/2 TL Gemüsebrühe
1 TL gehackte Petersilie
Pfeffer, Majoran, Jodsalz, Muskat

Gefüllte Champignons:

4 große Champignons
1/2 TL Sonnenblumenöl
1 EL Zucchiniwürfel
1/4 kleine Zwiebel
2 EL Tomatenwürfel
1 Scheibe Edamer (30% Fett)

1 Scheibe gek. Schinken
1 TL gehackte Petersilie
Jodsalz, weißer Pfeffer,
Paprika edelsüß, Senf
Rohkost:
80g Bleichsellerie
80g Weißkohl
1/4 kleiner Apfel
1/4 kleine Zwiebel
1 TL gehackte Walnüsse
1 TL gehackte Petersilie
1 EL Naturjoghurt (1,5% Fett)
1 TL Walnussöl
Jodsalz, weißer Pfeffer

- Kartoffeln schälen und in dünne Scheiben schneiden. In eine gefettete Auflaufform schichten und mit der gewürzten Milch übergießen.
- Bei 180 °C goldbraun backen und warm stellen.
- In der Zwischenzeit Champignons aushöhlen und in eine zweite gefettete Auflaufform setzen.
- Das Gemüse, den Käse und den Schinken in kleine Würfelchen schneiden, vermischen und abschmecken. Die Champignonköpfe damit füllen.
- Im Backofen bei 140 °C backen, bis sie eine braune Farbe erhalten.
- Für die Rohkost Gemüse und Obst in dünne Scheiben schneiden.
- Aus den restlichen Zutaten ein Dressing herstellen und alles vermengen.

Abendessen

Sonnenblumenbrot mit Schafskäsecreme und Chicoreesalat

Schafskäsecreme:
50g bunte Paprika
1/4 Schalotte
30g Schafskäse (Feta)
20g Magerquark
1TL Schnittlauchröllchen
Kräutersalz, weißer Pfeffer,
Knoblauch, Paprika edelsüß
2 Scheiben Sonnenblumenbrot

Getränke:
1 große Tasse Kräutertee,
2 große Gläser Mineralwasser

Chicoreesalat:	*1 EL Kondensmilch (4% Fett)*
50g Chicoree	*1 EL Orangensaft*
1 EL Orangen	*Jodsalz, weißer Pfeffer,*
2 EL blaue Trauben	*Süßstoff und Zitronensaft*
1 EL Naturjoghurt (1,5% Fett)	*nach Geschmack*

1 Tagesportion enthält:
1307 kcal,
66g Eiweiß,
39g Fett,
163g Kohlenhydrate,
36g Ballaststoffe,
2,3l Trinkmenge

- Paprika in kleine Würfelchen schneiden und in wenig Wasser kurz garen. Abtropfen lassen.
- Schalotte in feine Scheiben schneiden.
- Feta, Paprika, Quark und die restlichen Zutaten mit der Gabel vermengen.
- Auf die Brotscheiben verteilen.
- Chicoree waschen, trocken tupfen und schneiden.
- Obst in mundgerechte Stücke schneiden und mit dem Chicoree vermischen.
- Aus den restlichen Zutaten ein Dressing herstellen.

Frühstück

Müslibrötchen mit Lindenberger

Getränke:
200 ml Kaffee oder Tee mit Kondensmilch (4% Fett) und evtl. Süßstoff, 1 Glas Möhrensaft, 2 große Gläser Mineralwasser

1 Müslibrötchen	*1 TL Schnittlauchröllchen*
1 TL Halbfettmargarine	*Meerrettich oder Senf*
1 Scheibe Lindenberger (leicht)	*100g Salatgurke*

Zwischenmahlzeit

Ballaststoff-Müsli

1 Becher Naturjoghurt (1,5% Fett)	*50g Brombeeren*
	50g Johannisbeeren
30g Früchtemüsli ohne Zucker	*50g Heidelbeeren*

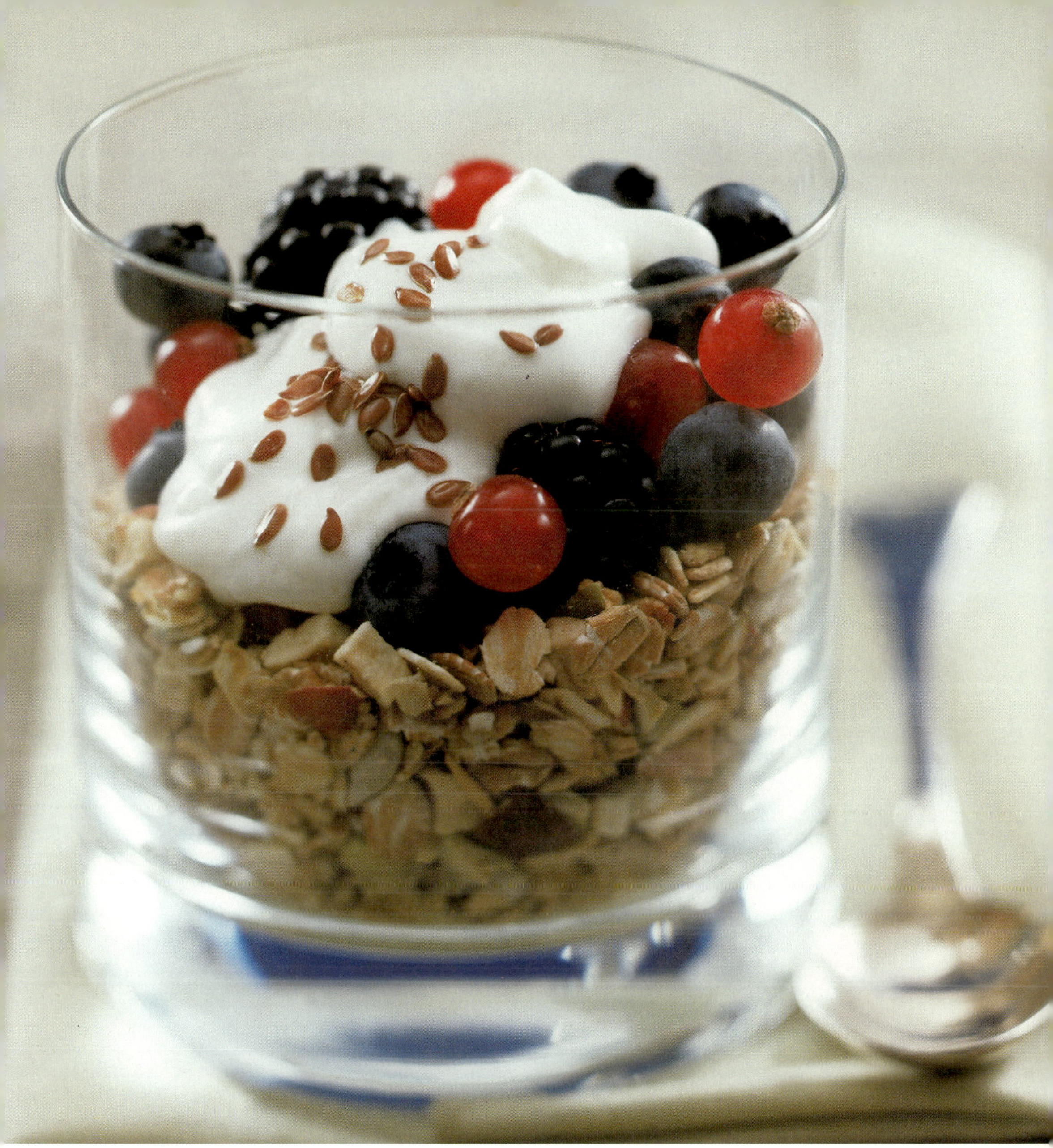

1 TL Leinsamen

Süßstoff und Zitronensaft nach Geschmack, Vanillearoma

- Alle Zutaten miteinander vermischen und abschmecken.

Getränke:
1 großeTasse Früchtetee, 2 große Gläser Mineralwasser

Mittagessen

Gefüllte Weißkrautroulade mit Kartoffeln

Getränk:

2 große Gläser Mineralwasser

150g Weißkraut	*1 TL Sojaöl*
250ml Gemüsebrühe	*Jodsalz, weißer Pfeffer, Paprika,*
20g Naturreis, gegart	*Kerbel, Knoblauch*
20g Grünkern	*etwas Fleischbrühe*
1/4 kleine Zwiebel	***Sauce:***
20g Möhre	*50ml Milch (1,5% Fett)*
20g Sellerie	*1 TL Saucenbinder, hell*
20g Porree	*Salz, weißer Pfeffer,*
1 TL gehackte Petersilie	*gehackte Petersilie*
1 EL Magerquark	*150g Pellkartoffeln*

- Weißkrautblätter in Gemüsebrühe dünsten.
- Reis und Grünkern in reichlich Salzwasser garen.
- Gemüse in feine Streifen schneiden, mit Grünkern, Reis und den übrigen Zutaten mischen, würzen und in das Weißkraut einrollen.
- Roulade in Fleischbrühe dünsten.
- Für die Sauce: Milch erhitzen, würzen und mit Saucenbinder abbinden.
- Kartoffeln in der Schale kochen und pellen.

Susi Oettinger: Kräuter sind das »A« und »O«

Bevor ich meine Ernährungs- und damit auch meine Kochgewohnheiten geändert habe, wusste ich gar nicht, welche Vielfalt an frischen Kräutern es auf dem Markt gibt und wie aromatisch diese schmecken können. Heute verwende ich häufig Kräuter, dadurch kann ich auf Fett mehr und mehr verzichten.

Abendessen

Florida-Salat

30g Eisbergsalat
80g Putenschnitzel
1 TL Sonnenblumenöl
1 kleine Tomate
50g Gurke
50g Ananas
50g Orange
1 EL Frühlingszwiebeln
1 EL Schnittlauchröllchen
1 TL Kürbiskernöl
Knoblauchsalz, Cayenne Pfeffer, Weinessig, mittelscharfer Senf, Süßstoff nach Geschmack
Orangensaft

Knoblauchmargarine:
2 TL Halbfettmargarine
Frischer Knoblauch nach Geschmack, gehackte Petersilie
1 Scheibe Vollkornbrot

Getränk:
2 große Gläser Mineralwasser

- Salat waschen, abtropfen lassen und in kleine Teile zupfen.
- Putenschnitzel würzen und anbraten, erkalten lassen und in Streifen schneiden.
- Tomate vierteln, Gurke, Obst und Frühlingszwiebel in dünne Scheiben schneiden.
- Auf einem Teller anrichten.
- Aus den restlichen Zutaten ein Dressing herstellen und über den Salat gießen.
- Für die Knoblauchmargarine alle Zutaten vermischen und das Brot damit bestreichen.

1 Tagesportion enthält:
1310 kcal, 71g Eiweiß, 38g Fett, 161g Kohlenhydrate, 42g Ballaststoffe, 2l Trinkmenge

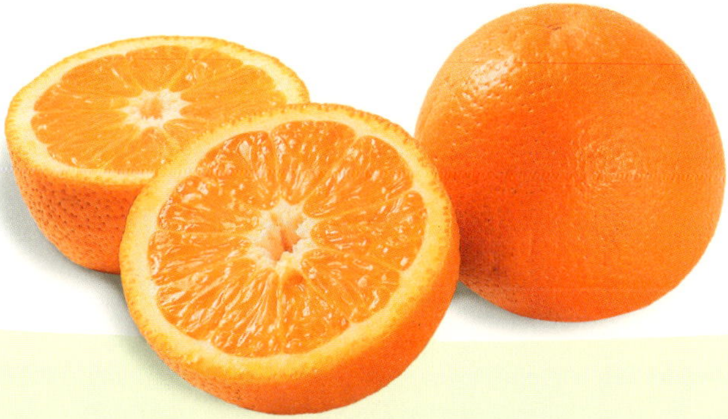

4. Woche/Mittwoch

Schlemmertag

Frühstück

Bananen-Apfel-Joghurt

Getränke:
200 ml Kaffee oder Tee mit Kondensmilch (4% Fett) und evtl. Süßstoff, 150ml Birnensaft, 2 große Gläser Mineralwasser

60g Banane
1/2 kleiner Apfel
2 EL Weizenkörner
1 TL gehackte Haselnüsse
1 TL Kürbiskerne
1 TL Leinsamen
100g Naturjoghurt (1,5% Fett)
Süßstoff und Zitronensaft nach Geschmack, Zimt, Rumaroma

- Obst in Spalten schneiden, mit den restlichen Zutaten vermengen und abschmecken.

Zwischenmahlzeit

Knäckebrot mit Quark-Beerengrütze

Getränk:
2 große Gläser Mineralwasser

2 Scheiben Knäckebrot
40g Magerquark
1 EL Brombeeren
1 EL rote Johannisbeeren
1 TL Speisestärke
1 TL Weizenkleie

- Knäckebrot mit Quark bestreichen.
- Beeren in etwas Wasser erhitzen und mit etwas in Wasser angerührter Speisestärke andicken.
- Abkühlen lassen, auf den Quark geben und mit Weizenkleie bestreuen.

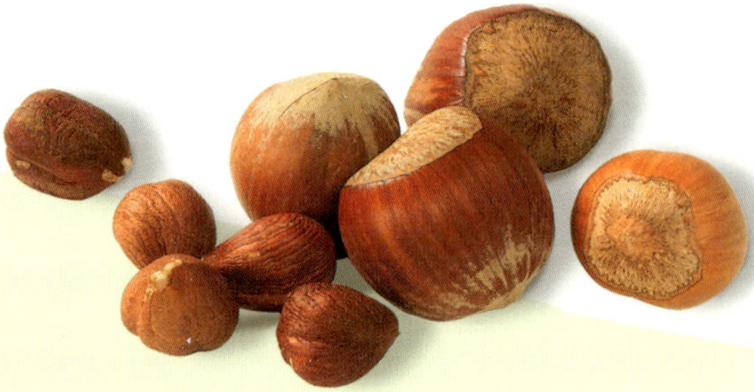

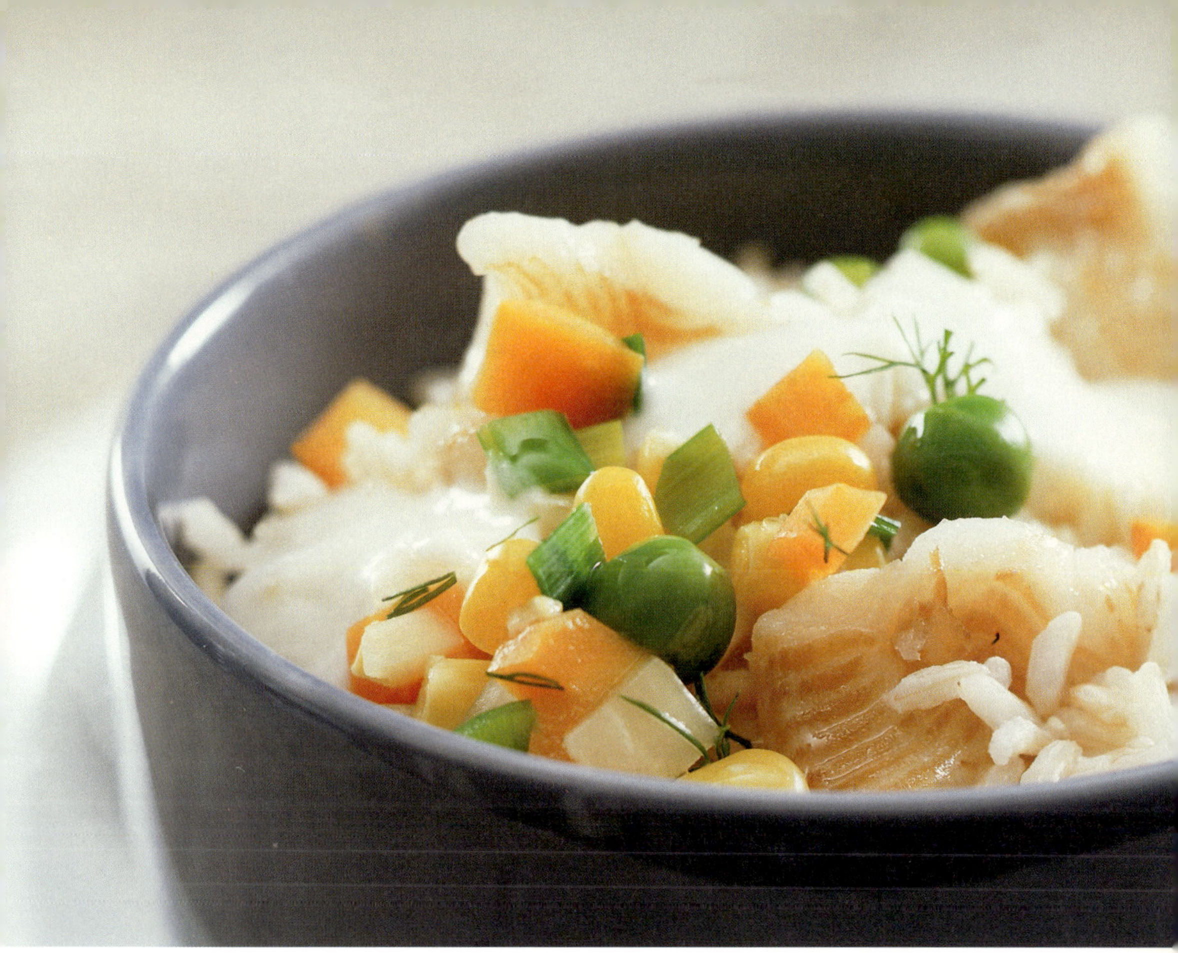

Fischragout Helgoland

Fischragout:

150g Kabeljaufilet

1 TL Halbfettmargarine

1 EL Zwiebelwürfel

2 EL Erbsen

1/2 kleine Möhre

1/2 kleine Stange Porree

2 EL Mais

1/2 Tasse Gemüsebrühe

etwas Zitronensaft

1 TL gehackter Dill

1 EL Kondensmilch (4% Fett)

1 TL Saucenbinder, hell

abger. Limettenschale,

Kräutersalz, weißer Pfeffer

Erbsenreis:

150g Naturreis (50g roh)

2 EL Erbsen (Konserve oder tiefgekühlt)

Jodsalz

Getränke:

200 ml kalorienarmes Light-Getränk,

2 große Gläser Mineralwasser

- Kabeljaufilet in mundgerechte Stücke teilen, mit den restlichen Zutaten in Zitronenwasser gar dünsten und abschmecken.
- Mit Kondensmilch aufgießen und mit Saucenbinder andicken.
- In der Zwischenzeit Reis in Salzwasser kochen, abgießen und mit den Erbsen vermischen.

Abendessen

Bunter Kartoffelsalat

Getränke:
200 ml schwarzer Tee mit Erdbeeraroma, 2 große Gläser Mineralwasser

100 g Kartoffeln
1 EL weiße Bohnen
1 EL Mais
1 EL Erbsen
1/4 kleine rote Paprikaschote
1 kleine Tomate
1 Blatt Radicchio
1 TL Olivenöl
1 TL Schnittlauchröllchen
1 TL rote Zwiebelwürfelchen
Jodsalz, weißer Pfeffer, Sherryessig, Süßstoff nach Geschmack
1 Scheibe Vollkornbrot
1 TL Halbfettmargarine

- Kartoffeln mit der Pelle garen, schälen und würfeln.
- Mit den restlichen Zutaten vermischen und gut abschmecken.
- Dazu essen Sie Vollkornbrot mit Margarine.

Dessert

Rhabarberkompott

1 Tagesportion enthält: 1396 kcal, 70g Eiweiß, 32g Fett, 200g Kohlenhydrate, 46g Ballaststoffe, 2,5l Trinkmenge

150g Rhabarber
1/2 Zimtstange
Wasser
Süßstoff, Vanillearoma

- Den Rhabarber mit der Zimtstange in Wasser dünsten, süßen und abgießen.
- Mit Vanillearoma abschmecken.

Frühstück

Bananen-Schokomüsli

50g Banane
3 EL Schoko-Müsli
2 EL Naturjoghurt (1,5% Fett)
60ml Milch (1,5% Fett)
2 getr. Aprikosen
2 getr. Pflaumen
1 TL Sonnenblumenkerne
1 TL Kakaopulver
Süßstoff nach Geschmack
Vanillearoma

- Bananen in Scheiben schneiden, mit Müsli, Joghurt, Milch, eingeweichten Aprikosen und Pflaumen gut vermischen und mit angerösteten Sonnenblumenkernen und Kakaopulver bestreuen.
- Mit Süßstoff und Vanillearoma abschmecken.

Getränke:
200 ml Kaffee oder Tee mit Kondensmilch (4% Fett) und evtl. Süßstoff, 1 Glas Möhrensaft 1 großes Glas Mineralwasser

Zwischenmahlzeit

Pumpernickel mit Sauerkraut

1 Scheibe Pumpernickel
100g Sauerkraut
1 EL vegetarischer Brotaufstrich (z.B. Tartex/Reformhaus)

Getränk:
2 große Gläser Mineralwasser

Mittagessen

Gerstenplätzchen mit Kartoffeln und Blattsalat

Gerstenplätzchen:
60g Gerstenschrot
130ml Mineralwasser
1 EL gem. Haselnüsse
1 TL Zwiebelwürfel
1 EL Milch (1,5% Fett)
2 EL geriebener Edamer (30% Fett)
1 TL Sojaöl
Jodsalz, weißer Pfeffer, Paprika edelsüß, Muskat
2 mittelgroße Kartoffeln

Getränke:
200 ml kalorienarmes Light-Getränk, 2 große Gläser Mineralwasser

Salat:

50g Eichblattsalat

25g Paprika

1 TL Zwiebeln

1 EL Hüttenkäse

1 EL Mais

schwarzer Pfeffer, Kräutersalz, Süßstoff nach Geschmack, Senf, 1 TL Schnittlauchröllchen

- Gerstenschrot in Wasser einweichen, quellen lassen und abgießen.
- Mit den restlichen Zutaten vermischen, abschmecken und kleine Plätzchen formen.

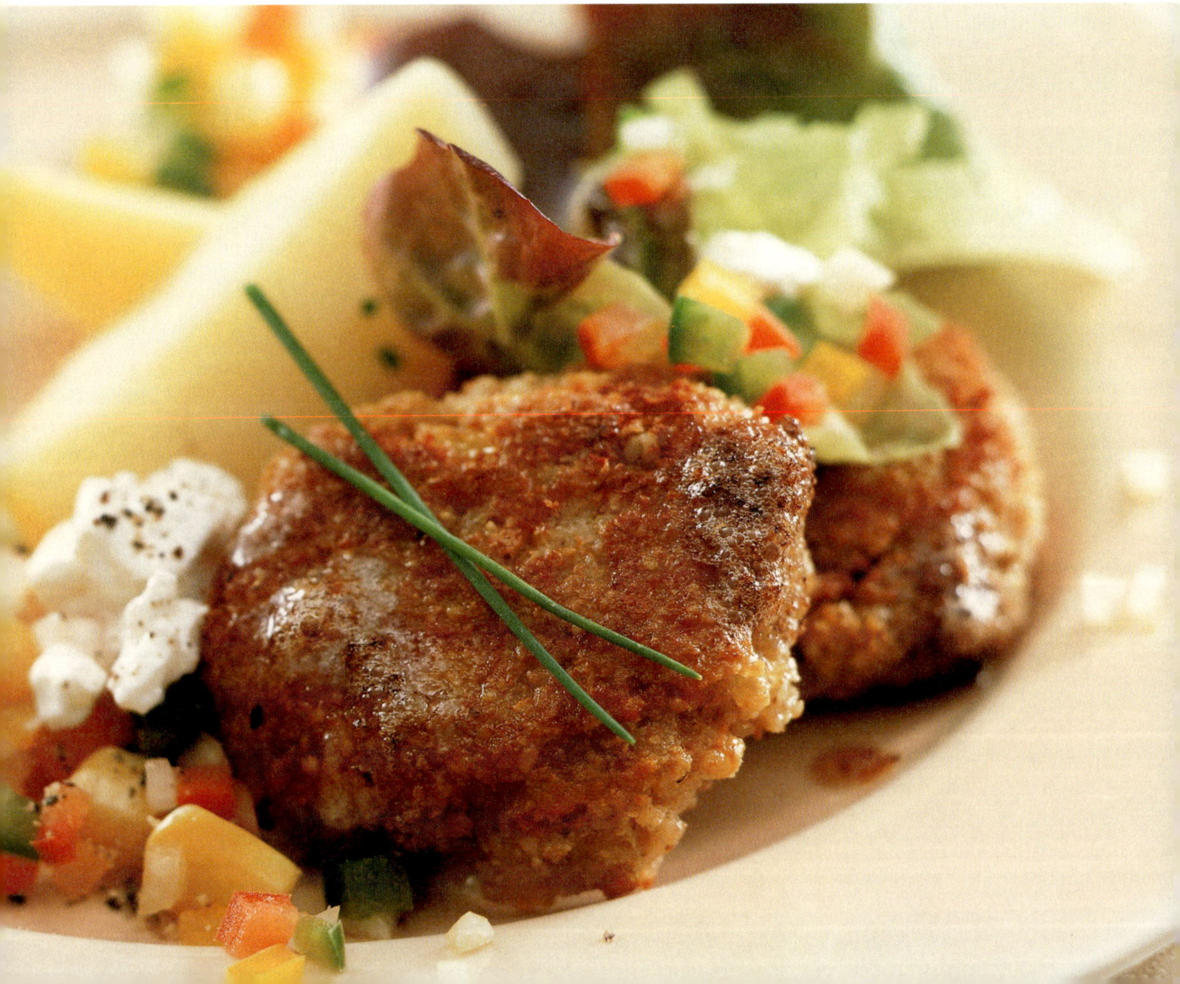

- In heißem Sojaöl ausbacken.
- Kartoffeln als Salzkartoffeln kochen, abschütten und schälen.
- Eichblattsalat waschen und zerteilen. Paprika und Zwiebeln in kleine Würfel schneiden. Aus den restlichen Zutaten ein Dressing herstellen und alles vermischen.

Susi Oettinger: Mein Spezialtipp

Zu einem knackigen Salat bereite ich ein leckeres Dressing aus Essig, Öl und Naturjoghurt oder Magerquark. Der Genuss soll allerdings auch bei mir nicht zu kurz kommen, deshalb sind Kalorienbomben wie Mayonnaise, Crème fraîche oder Sahne nicht grundsätzlich tabu! Ich setze sie aber sehr sparsam ein – zum Verfeinern und Abschmecken von Saucen und Dressings.

Abendessen

Zaziki auf Vollkornbrot und Apfel

Zaziki:

60g Gurke
60g Magerquark
1 kleine Tomate
1 EL Zwiebeln
1 TL Schnittlauchröllchen
Knoblauchsalz, schwarzer Pfeffer, Knoblauch
1 Scheibe Vollkornbrot
1 Scheibe Knäckebrot
1 Apfel

- Gurke raspeln, Zwiebel in feine Stücke schneiden und mit dem Quark verrühren. Kräftig abschmecken.
- Tomate in Scheiben schneiden und damit das Brot belegen.
- Dazu den Apfel essen.

Getränke:
200 ml grüner Tee, 2 große Gläser Mineralwasser

1 Tagesportion enthält:
1267 kcal, 55g Eiweiß, 28g Fett, 191g Kohlenhydrate, 38g Ballaststoffe, 2,2l Trinkmenge

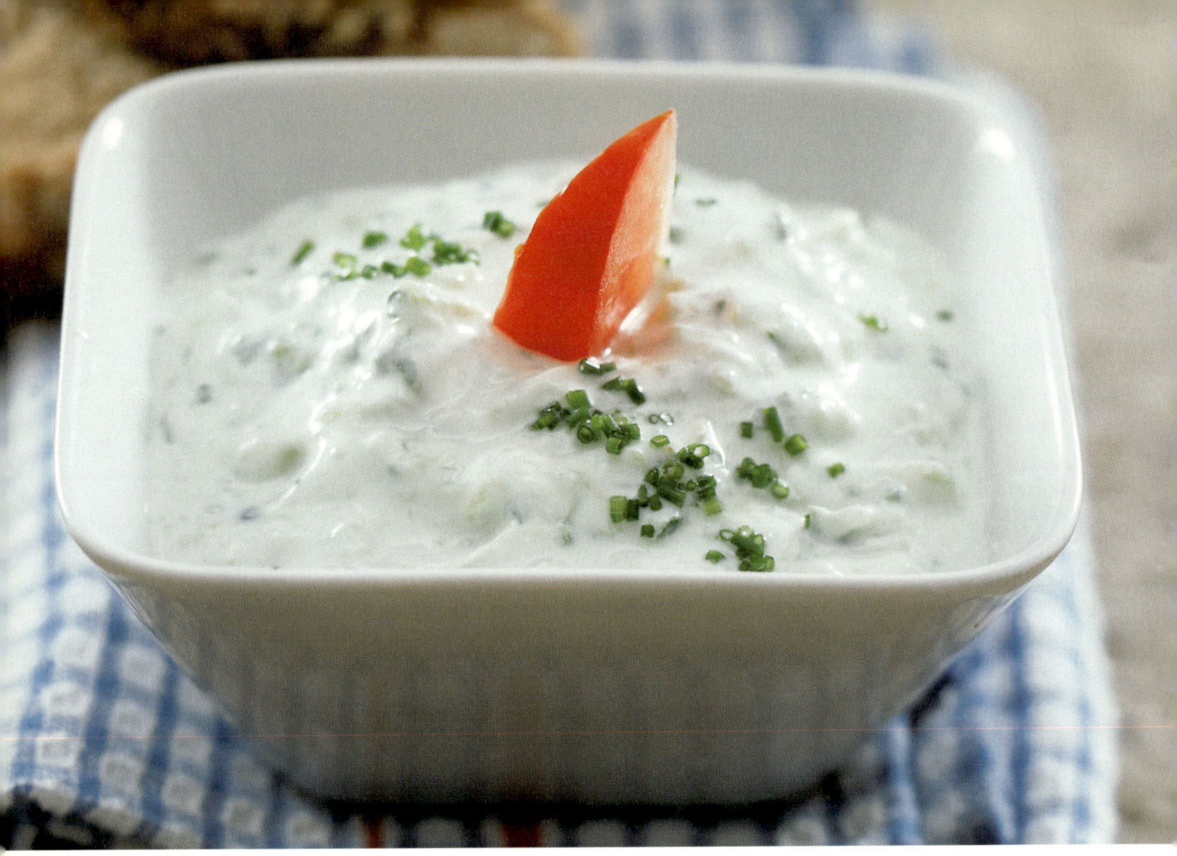

Kürbiskernbrötchen mit Gurkenquark und Melonenshake

Getränke:
200 ml Kaffee oder Tee mit Kondensmilch (4% Fett) und evtl. Süßstoff, 2 große Gläser Mineralwasser

1 Kürbiskernbrötchen
1 TL Halbfettmargarine
1 Blatt Radiccio
2 EL Magerquark
30g Gurke
1 TL gehackter Dill

Melonenshake:
100ml Buttermilch
100g Wassermelone
1 TL Sesamsamen
Süßstoff und Zitronensaft nach Geschmack

- Brötchen dünn mit Margarine bestreichen und mit den restlichen Zutaten belegen.
- Buttermilch und Melone mit einem Mixer pürieren, Sesamsamen in einer Pfanne anrösten und auf den Shake geben. Abschmecken.

Zwischenmahlzeit

Beerenmischung mit Joghurthäubchen

50g Brombeeren
50g Himbeeren
50g Heibelbeeren
50g rote Johannisbeeren

2 EL Naturjoghurt (1,5% Fett)
Süßstoff und Zitronensaft nach Geschmack

Getränke:
200 ml Früchtetee, 2 große Gläser Mineralwasser

- Beeren in ein Schälchen geben.
- Joghurt mit Süßstoff und Zitronensaft abschmecken.
- Beeren mit dem Joghurt garnieren.

Mittagessen

Gefüllte Fischroulade in Senf-Dillsauce und Petersilienreis

Fischroulade:
150g Kabeljaufilet
etwas Zitronensaft
1/4 kleiner Sellerie
1/2 kleine Möhre
1/2 Stange Porree
1/2 kleine Zwiebel
Kräutersalz, weißer Pfeffer
1 TL gehackter Dill

Fischsauce:
50ml Fischfond
1 EL Milch (1,5% Fett)
Senf, Kräutersalz, weißer Pfeffer, gehackter Dill, etwas Zitronensaft
1 TL Saucenbinder, hell

Petersilienreis:
150g Naturreis (50g roh)
1 TL gehackte Petersilie
etwas Gemüsebrühe

Getränk:
2 große Gläser Mineralwasser

- Kabeljau mit Zitronensaft beträufeln und salzen.
- Sellerie, Möhre, Porree in Streifen, Zwiebel in Scheiben schneiden.
- Gemüse auf das Filet legen, aufrollen und einen Spieß durchstechen.

- In einer Auflaufform mit etwas Gemüsebrühe im vorgeheizten Backofen bei 180 °C 35 bis 40 Minuten garen.
- Mit Dill garnieren.
- Vom Fischfond aus der Auflaufform 50ml abschöpfen und in einem Topf aufkochen, Milch und Gewürze dazugeben, gut abschmecken und mit Saucenbinder andicken.
- In der Zwischenzeit Naturreis in Gemüsebrühe bissfest garen.
- Mit Petersilie vermischen.

Variante: Statt des Kabeljaus können Sie auch Zander oder Seelachs verwenden.

Abendessen

Griechischer Bauernsalat

Getränk:
2 große Gläser Mineralwasser

50g Eichblattsalat
50g Weißkohl
30g Schafskäse (Feta)
1 kleines Stück Gurke
1 kleine Tomate
1/4 kleine rote Paprika
1/4 kleine gelbe Paprika
1/4 kleine grüne Paprika
1 kleine Schalotte
4 schwarze Oliven
1 EL Schnittlauchröllchen
1 TL Olivenöl
Kräutersalz, schwarzer Pfeffer, mittelscharfer Senf, Süßstoff nach Geschmack, Weinessig
1 Scheibe Sonnenblumenbrot
1 Scheibe Graubrot

1 Tagesportion enthält:
1278 kcal, 72g Eiweiß, 35g Fett, 158g Kohlenhydrate, 42g Ballaststoffe, 2,2l Trinkmenge

- Salat waschen und trockentupfen.
- Weißkohl schneiden, Schafskäse würfeln, Gurke in Scheiben schneiden, Tomate vierteln, Paprika würfeln, Schalotte fein würfeln.
- Alle Zutaten mit Öl und den Gewürzen vermischen.
- Zum Salat essen Sie Brot.

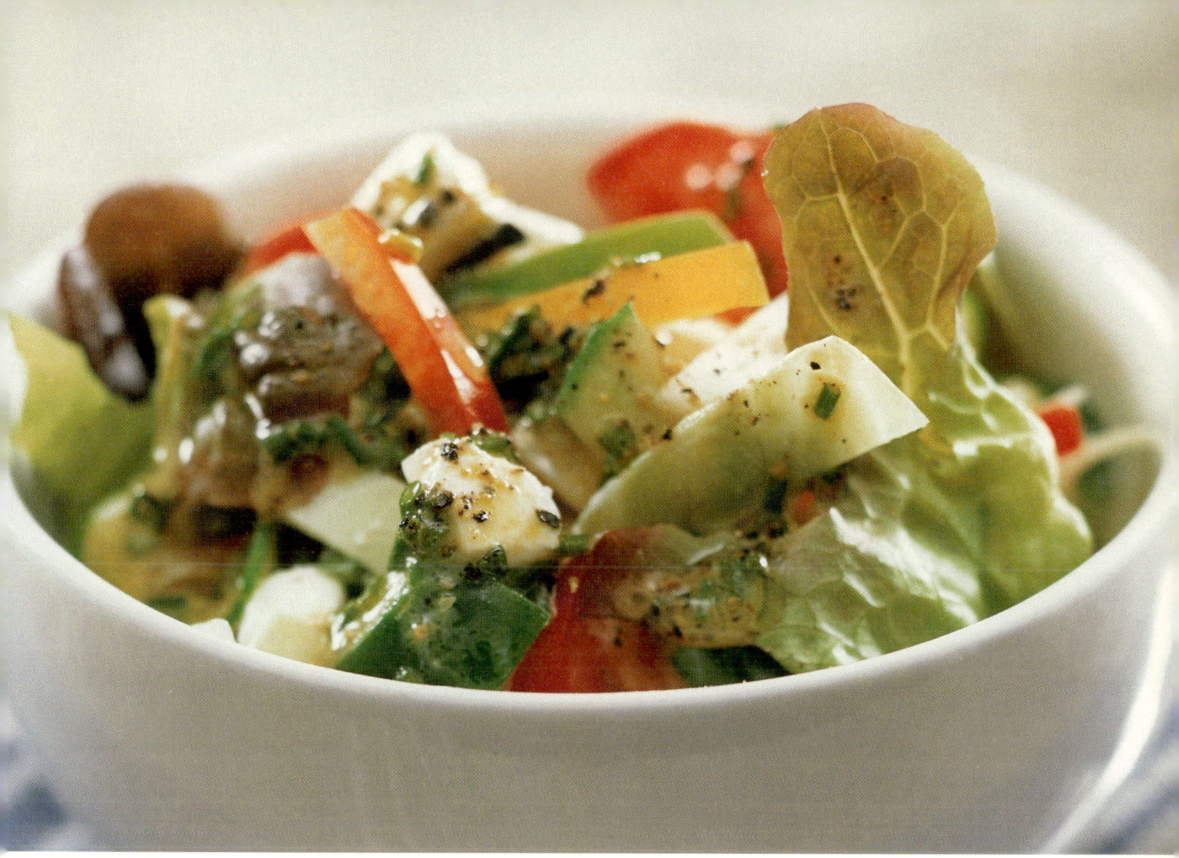

Frühstück

Hüttenknäcke mit Cocktailtomaten

2 Scheiben Knäckebrot
2 EL Hüttenkäse (leicht)
1 TL Honig
5 Cocktailtomaten
einige frische Basilikumblätter
1 Blatt Radicchio

Getränke:
200 ml Kaffee oder Tee mit Kondensmilch (4% Fett) und evtl. Süßstoff, 2 große Gläser Mineralwasser

Blutorangen-Kiwi-Salat

1 kleine Blutorange
1 Kiwi
Zitronensaft
Süßstoff

- Blutorange filetieren, Kiwi schälen und in Scheiben schneiden.
- Mit Zitronensaft und Süßstoff abschmecken.

Zwischenmahlzeit

Erdbeermix

Getränk:
2 große Gläser Mineralwasser

100ml Milch (1,5% Fett)	*50g Erdbeeren*
1 EL Weizenkleie	*Süßstoff*

- Milch, Weizenkleie und Erdbeeren mit dem Mixer pürieren.
- Mit Süßstoff süßen.

Susi Oettinger: Belohnungen sind wichtig!

Jedes Kilo das purzelte, wurde belohnt. Dabei ging es nicht nur um die Fünf-Kilo-Abschnitte auf der Waage – ich belohnte mich auch für kleine Fortschritte: mit Spaziergängen, mit Kino oder auch mit Schwimmbad- oder Saunabesuchen. Ab und zu gönnte ich mir auch einen Boutiquebesuch.

Mittagessen

Bunte Gemüsereispfanne mit Tomatensauce und Kohlrabirohkost

Getränke:
1 Glas Multi-Vitamin-Saft, 2 große Gläser Mineralwasser

Reispfanne:
150g Naturreis (50g roh)
2 kleine Champignons
2 EL Erbsen
1/2 kleine Zwiebel
50g Brokkoli
1/4 kleine rote Paprika
1/4 kleine gelbe Paprika
1/4 kleiner gelber oder grüner Zucchino
1 TL Olivenöl
Knoblauchsalz, Cayenne Pfeffer, Muskat, Estragon

Tomatensauce:
1 EL Tomatenmark
1 EL saure Sahne (20% Fett)
50ml Gemüsebrühe
Kräutersalz, schwarzer Pfeffer, Knoblauch, Kräuter der Provence

Kohlrabirohkost:

150g Kohlrabi
1 EL Zwiebeln
1 TL Sonnenblumenöl
1 TL Schnittlauchröllchen
Salz, weißer Pfeffer
mittelscharfer Senf
Weinessig

- Naturreis in reichlich Salzwasser bissfest garen.
- Champignonscheiben, Erbsen, Zwiebelwürfel, Brokkoliröschen, Paprikasteifen und Zucchinischeiben in heißem Olivenöl anbraten und gar dünsten.
- Kräftig abschmecken.
- Für die Sauce: Gemüsebrühe mit Tomatenmark und Gewürzen aufkochen mit saurer Sahne legieren.
- Für die Rohkost: Kohlrabi raffeln und mit Zwiebelscheiben sowie den restlichen Zutaten vermengen.
- Kräftig abschmecken.

Abendessen

Schinken-Käse-Brot mit Feldsalat

2 Scheiben Mehrkornbrot
1 TL Halbfettmargarine
4 Feldsalatsträußchen
1 Scheibe Käse
2 dünne Scheiben Schwarzwälder Schinken

Sellerierohkost

100g Sellerie
1/4 kleiner Apfel
50g Möhre
1 EL Naturjoghurt (1,5% Fett)
1 TL Nussöl
1 TL gehackte Walnüsse
Zitronensaft, Kräutersalz, weißer Pfeffer, Weinessig, Senf, evtl. Süßstoff

Getränke:
1 große Tasse Kräutertee, 2 große Gläser Mineralwasser

1 Tagesportion enthält:
1202 kcal, 58g Eiweiß, 29g Fett, 167g Kohlenhydrate, 40g Ballaststoffe, 2,3l Trinkmenge

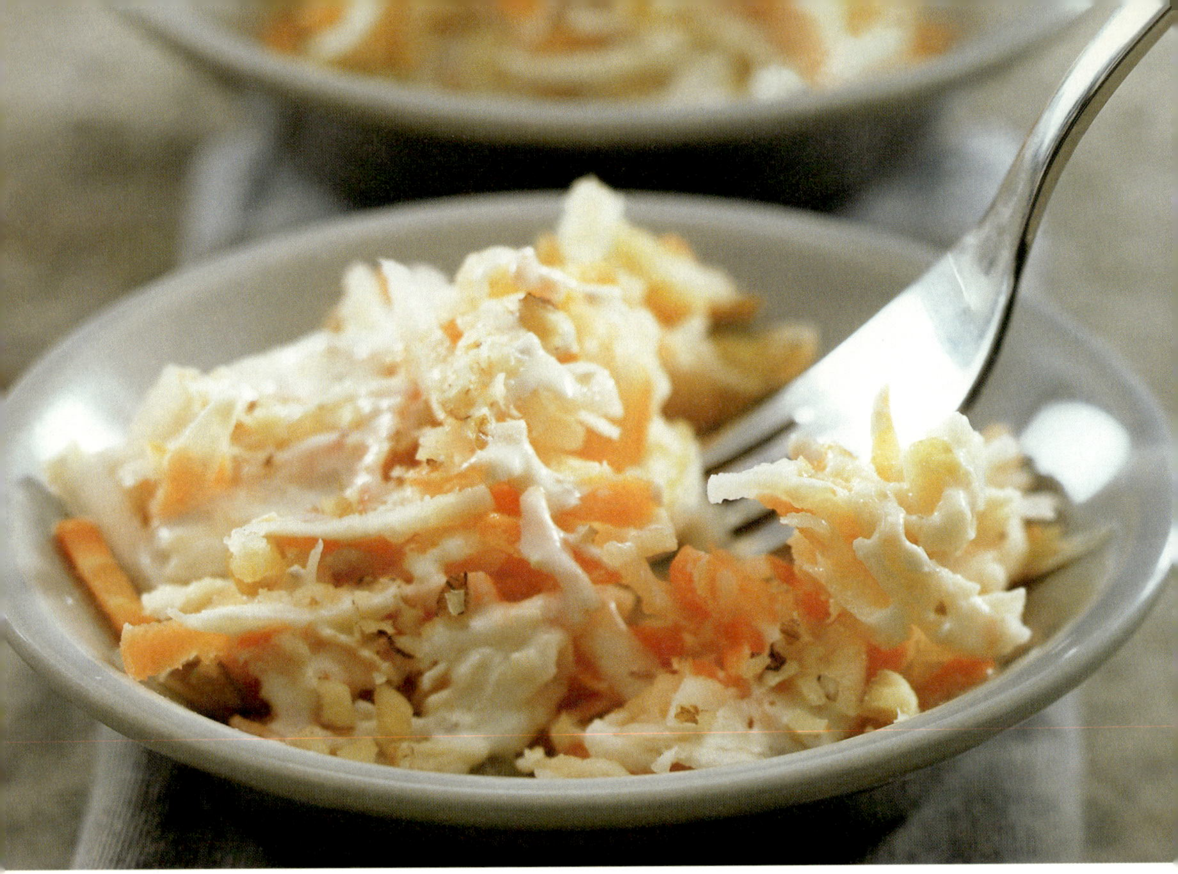

- Sellerie, Apfel und Möhre reiben und vermischen.
- Joghurt mit Öl und gehackten Walnüssen sowie Gewürzen vermischen.
- Dressing aus den restlichen Zutaten darüber geben.

Obstflakes

Getränke:
200 ml Kaffee oder Tee mit Kondensmilch (4% Fett) und evtl. Süßstoff, 2 große Gläser Mineralwasser

3 Pflaumen	*1 EL Weizenkleie*
3 Mirabellen	*80g Naturjoghurt (1,5% Fett)*
1/2 kleine Nektarine	*Süßstoff und Zitronensaft nach*
3 EL Cornflakes	*Geschmack, Zimt*

- Obst in mundgerechte Stücke schneiden, mit Cornflakes mischen.
- Die anderen Zutaten zu einer Sauce verarbeiten und darüber geben.

Zwischenmahlzeit

Schnittlauchbrot

2 Scheiben Pumpernickel
1 TL Halbfettmargarine
1 kleines Stück Gurke
1/4 kleine Schalotte
1 EL Schnittlauchröllchen
Jodsalz, schwarzer Pfeffer

Getränk:
2 große Gläser Mineralwasser

Susi Oettinger: Noch ein Tipp zum Schluss

Ich habe große »Hungerstrecken« zwischen den Mahlzeiten vermieden. Selbst wenn ich CM_3 eingenommen habe, habe ich wenigstens eine Kleinigkeit zwischendurch gegessen, um bei den Hauptmahlzeiten nicht voll zuzuschlagen. Auch habe ich keine Mahlzeit ausgelassen, schließlich wollte ich meine Ernährung auf Dauer so umstellen, dass ich CM_3 immer weiter reduzieren konnte. Und das ging nur, wenn ich CM_3 als Stütze eingebaut habe, nicht aber als Ersatz für eine ganze Mahlzeit.

Mittagessen

Polentaschnitte mexikanisch mit Maiskolben

Polentaschnitte:
30g Polenta
1 kleines Ei
1 TL gehackte Petersilie
1 TL Sojaöl
Jodsalz, weißer Pfeffer, Muskat

Gemüsesauce:
1/4 kleine rote Paprika
1/4 kleine grüne Paprika
1/4 kleine Schalotte
1 kleine Tomate
1 EL Mais
1 EL Erbsen
1 EL Kidney-Bohnen
1 EL saure Sahne (20% Fett)
1 EL Shrimps oder Krabben
1 TL Tomatenmark
Knoblauchsalz, schwarzer Pfeffer, Paprika (edelsüß), Chilipulver
1 Maiskolben, Jodsalz

Getränk:
2 große Gläser Mineralwasser, evtl. mit Zitrone abgeschmeckt

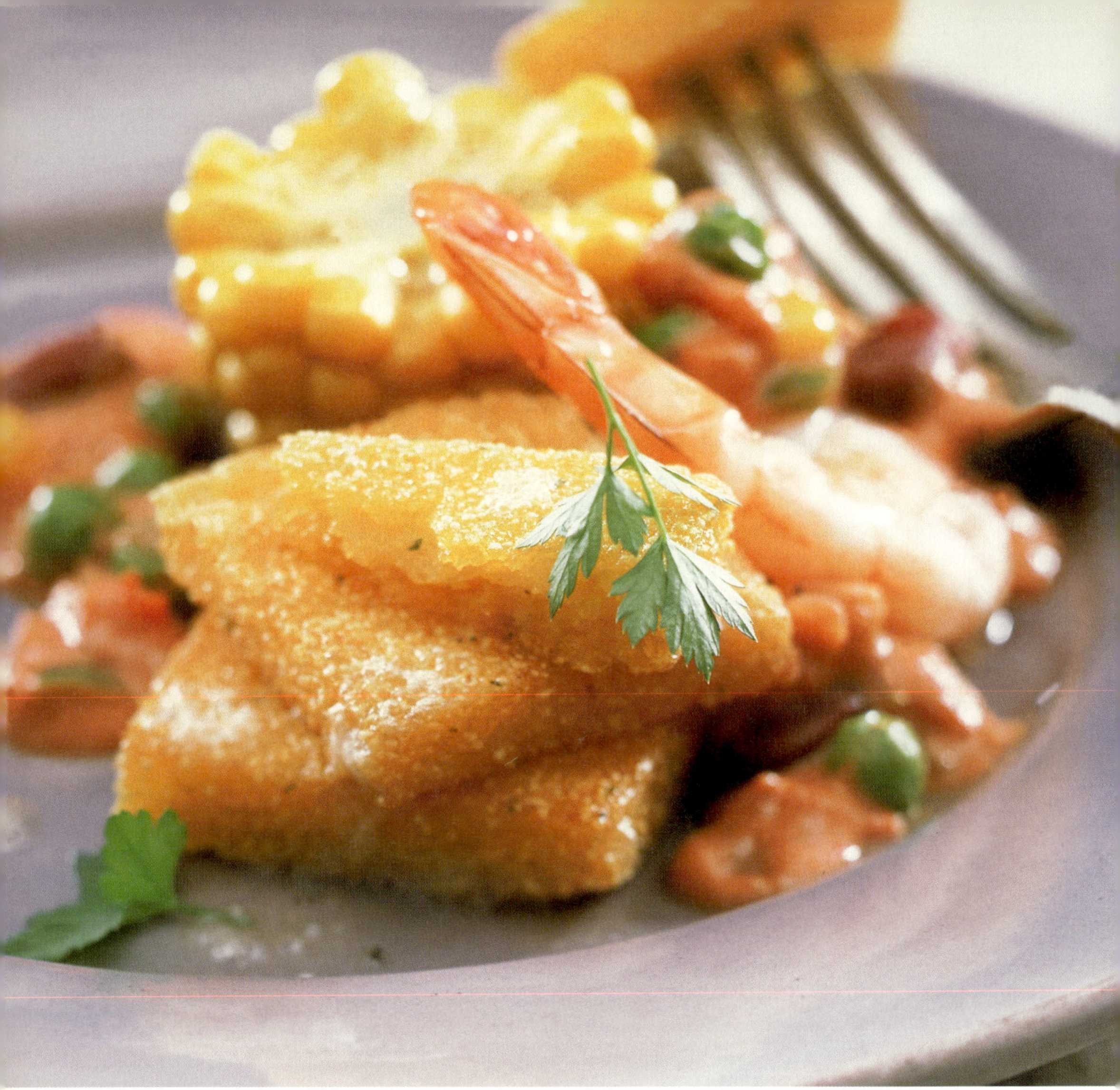

- Polenta in einer Tasse Wasser garen, das Ei unterheben und würzen.
- Eine Schnitte formen, erkalten lassen und in heißem Öl ausbacken.
- Für die Gemüsesoße: Paprika, Schalotte und Tomate würfeln, zusammen mit dem übrigen Gemüse in wenig Wasser mit Tomatenmark dünsten und abschmecken.
- Mit saurer Sahne legieren, andicken und die Krabben zugeben.
- In der Zwischenzeit den Maiskolben in Salzwasser garen.

Abendessen

Vollkornbrot mit Spargel-Schinken-röllchen und Spargelsalat

2 Scheiben Sonnenblumenbrot
1 TL Halbfettmargarine
1 TL Salatmayonnaise (leicht)
1 Scheibe gek. Schinken
150g Stangenspargel (frisch oder Dose)

1 Blatt Kopfsalat
1/4 kleine Zwiebel
1 TL Sonnenblumenöl
1 TL gehackte Petersilie
Jodsalz, weißer Pfeffer, Essig, Süßstoff nach Geschmack

Getränk:
2 große Gläser Mineralwasser

- Eine Spargelstange in den Schinken einrollen, teilen und auf die Brotscheiben legen.
- Den restlichen Spargel in mundgerechte Stück schneiden.
- Öl mit den restlichen Zutaten vermengen und über den Spargel geben.
- In eine Salatschüsssel ein Salatblatt geben und den Spargelsalat darauf anrichten, mit Petersilie garnieren.

1 Tagesportion enthält:
1207 kcal, 51g Eiweiß, 31g Fett, 175g Kohlenhydrate, 39g Ballaststoffe, 2,1l Trinkmenge

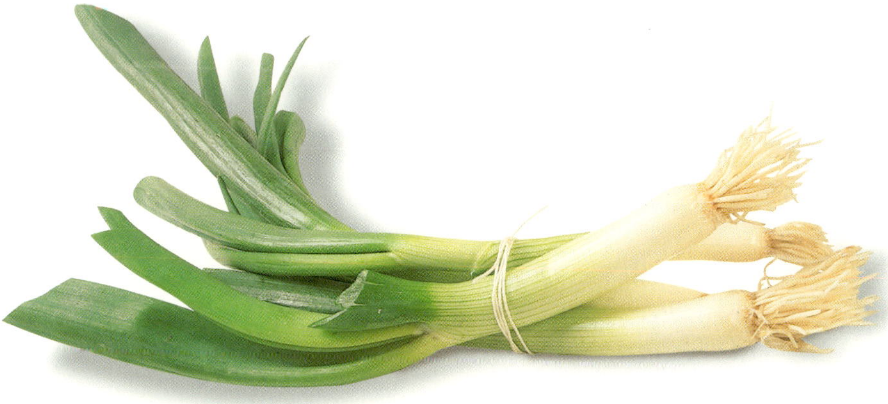

Auf den folgenden Seiten finden Sie Listen kalorienarmer bzw. ballaststoffreichreicher Lebensmittel, Adressen wichtiger Institutionen und Verbände sowie Buchtipps.

Kalorienarme Lebensmittel

Hiervon können Sie ohne Bedenken größere Mengen zu sich nehmen:
Lebensmittel mit < 25 kcal Energie/100 g

Fenchel, frisch	24,6 kcal/100 g
Zwiebeln, frisch, gegart	23,9 kcal/100 g
Suppengrün, frisch	23,9 kcal/100 g
Gurkensalat	23,8 kcal/100 g
Gemüsesuppe	23,5 kcal/100 g
Gemüsepaprika, rot, Konserve	23,4 kcal/100 g
Brokkoli, frisch, gegart	23,2 kcal/100 g
Porree, frisch, gegart	22,9 kcal/100 g
Orangensaft mit Süßstoff	22,5 kcal/100 g
Schalotten, frisch	22,0 kcal/100 g
Möhrensaft	21,7 kcal/100 g
Wirsingkohl, frisch, gegart	21,7 kcal/100 g
Kräutersalz	21,5 kcal/100 g
Bohnen, grün, Konserve, gegart	21,5 kcal/100 g
Gemüsemischung, roh	21,5 kcal/100 g
Möhren, frisch, gegart	21,0 kcal/100 g
Kohlrabi, frisch, gegart	20,3 kcal/100 g
Paprikaschoten, frisch, gegart	20,3 kcal/100 g
Spinat, TK, gegart	20,1 kcal/100 g
Möhrensalat, Sauerkonserve	20,1 kcal/100 g
Weißkohl, frisch, gegart	19,8 kcal/100 g
Bohnensalat, Sauerkonserve	19,6 kcal/100 g

Tomaten, frisch, gegart	19,6 kcal/100 g
Zucchini, frisch, gegart	19,1 kcal/100 g
Blattspinat, gegart	19,1 kcal/100 g
Blumenkohl, frisch, gegart	18,4 kcal/100 g
Rotkohl, frisch, gegart	17,9 kcal/100 g
Auberginen, frisch, gegart	17,4 kcal/100 g
Tomaten, frisch	17,4 kcal/100 g
Pastinaken, frisch, gegart	17,2 kcal/100 g
Möhren, Konserve, gegart	17,2 kcal/100 g
Chicoree, frisch	17,2 kcal/100 g
Bleichsellerie, frisch, gegart	16,7 kcal/100 g
Sauerkraut, frisch, gegart	16,7 kcal/100 g
Tomaten, Konserve, gegart	16,5 kcal/100 g
Spargel, frisch, gegart	16,0 kcal/100 g
Romanosalat, frisch	16,0 kcal/100 g
Selleriesalat, Sauerkonserve	15,8 kcal/100 g
Sauerkraut, Konserve, abgetropft	15,5 kcal/100 g
Knollensellerie, frisch, gegart	15,3 kcal/100 g
Champignons, frisch	15,3 kcal/100 g
Gemüsebrühe	15,2 kcal/100 g
Pilze, frisch, gegart	15,1 kcal/100 g
Rotkohl, Konserve, gegart	15,1 kcal/100 g
Bratensauce, flüssig	14,9 kcal/100 g
Schwarzwurzeln, frisch, gegart	14,8 kcal/100 g
Radieschen, frisch	14,6 kcal/100 g
Tomaten, Gemüsesaft	14,6 kcal/100 g
Feldsalat, frisch	14,3 kcal/100 g
Pilze, Konserve, gegart, abgetropft	14,1 kcal/100 g
Spargel, Konserve, gegart	13,9 kcal/100 g
Kaffee mit Kondensmilch und Zucker	13,9 kcal/100 g
Radicchio, frisch	13,6 kcal/100 g

Rettich, frisch	13,6 kcal/100 g
Gartenkürbis, frisch	13,4 kcal/100 g
Rhabarber, frisch	13,1 kcal/100 g
Eisbergsalat, frisch	13,1 kcal/100 g
Papaya, frisch	12,9 kcal/100 g
Schwarzwurzeln, Konserve, gegart	12,9 kcal/100 g
Gemüsesaft	12,4 kcal/100 g
Gurken, frisch, gegart	12,4 kcal/100 g
Artischockenböden, Konserve	12,0 kcal/100 g
Gewürzgurken, Sauerkonserve	12,0 kcal/100 g
Cornichons, Sauerkonserve	12,0 kcal/100 g
Chinakohl, frisch, gegart	12,0 kcal/100 g
Kaffee mit Milch und Zucker	11,7 kcal/100 g
Kopfsalat, frisch	11,7 kcal/100 g
Steinpilze, Konserve	11,2 kcal/100 g
Endiviensalat, frisch	11,0 kcal/100 g
Bambussprossen, Konserve, gegart, abgetropft	10,5 kcal/100 g
Kaffee mit Zucker	10,0 kcal/100 g
Tee, schwarz mit Milch und Zucker	10,0 kcal/100 g
Klare Suppe mit Einlage	10,0 kcal/100 g
Kräutertee mit Zucker	8,8 kcal/100 g
Tee, schwarz mit Zucker	8,4 kcal/100 g
Pfifferlinge, Konserve	6,7 kcal/100 g
Kaffee mit Kondensmilch	6,2 kcal/100 g
Kaffee mit Milch	4,1 kcal/100 g
Colagetränke, kalorienarm	3,6 kcal/100 g
Limonaden, kalorienarm	2,6 kcal/100 g
Tee, schwarz mit Milch	2,4 kcal/100 g
Kaffee	2,2 kcal/100 g
Kräutertee	0,7 kcal/100 g
Tee, schwarz	0,5 kcal/100 g

Hitliste ballaststoffreicher Lebensmittel

Diese Lebensmittel sind wirkliche Sattmacher:

Lebensmittel mit > 5 g Ballaststoffe/100 g

Weizenkleie	45,4 g/100 g	172,3 kcal/100 g
Leinsamen, frisch	35,0 g/100 g	372,4 kcal/100 g
Weizenkeime	17,6 g/100 g	313,8 kcal/100 g
Hülsenfrüchte	16,6 g/100 g	277,7 kcal/100 g
Roggen, Vollkorn	14,0 g/100 g	294,2 kcal/100 g
Hirse, ganzes Korn	13,0 g/100 g	330,8 kcal/100 g
Topinambur, frisch	12,5 g/100 g	31,1 kcal/100 g
Bohnen, dick, getrocknet	12,0 g/100 g	326,0 kcal/100 g
Kichererbsen, getrocknet	11,9 g/100 g	325,3 kcal/100 g
Vollkornteigwaren ohne Ei	11,5 g/100 g	322,9 kcal/100 g
Aprikosen, getrocknet	11,2 g/100 g	249,5 kcal/100 g
Weizen, Vollkorn	10,3 g/100 g	313,1 kcal/100 g
Eierteigwaren, Vollkorn	10,1 g/100 g	333,2 kcal/100 g
Gerste, Vollkorn	9,8 g/100 g	319,8 kcal/100 g
Pflaumen, getrocknet	9,4 g/100 g	261,0 kcal/100 g
Feigen, getrocknet	9,2 g/100 g	284,4 kcal/100 g
Mais, Vollkorn	9,2 g/100 g	331,0 kcal/100 g
Erbsen, reif, frisch, gegart	9,0 g/100 g	145,3 kcal/100 g
Sojabohnen, getrocknet	8,9 g/100 g	416,3 kcal/100 g
Datteln, getrocknet	8,8 g/100 g	285,4 kcal/100 g
Grünkern, Vollkorn	8,8 g/100 g	324,6 kcal/100 g
Kürbiskerne, frisch	8,8 g/100 g	560,2 kcal/100 g
Studentenfutter mit Erdnüssen	8,8 g/100 g	483,5 kcal/100 g
Vollkornbrot	8,7 g/100 g	187,9 kcal/100 g
Pumpernickel	8,7 g/100 g	187,9 kcal/100 g

Roggen, Mehl, Type 1150	8,6 g/100 g	318,4 kcal/100 g
Vollkornbrot	8,6 g/100 g	203,9 kcal/100 g
Müsli	8,1 g/100 g	351,6 kcal/100 g
Bohnen, weiß, frisch, gegart	7,5 g/100 g	111,9 kcal/100 g
Johannisbeeren, rot, frisch	7,4 g/100 g	43,3 kcal/100 g
Pinienkerne, frisch	7,2 g/100 g	575,5 kcal/100 g
Weizengrieß	7,1 g/100 g	325,8 kcal/100 g
Steinpilze, frisch	6,9 g/100 g	19,8 kcal/100 g
Johannisbeeren, schwarz, frisch	6,8 g/100 g	57,1 kcal/100 g
Himbeeren, frisch	6,7 g/100 g	33,9 kcal/100 g
Vollkornbrötchen	6,6 g/100 g	221,8 kcal/100 g
Brombeeren, frisch	6,6 g/100 g	29,9 kcal/100 g
Grahambrot	6,4 g/100 g	212,5 kcal/100 g
Sonnenblumenkerne, frisch	6,3 g/100 g	574,8 kcal/100 g
Kartoffelklöße, gekocht, Trockenprodukt	6,3 g/100 g	326,7 kcal/100 g
Bananen, getrocknet	6,1 g/100 g	290,6 kcal/100 g
Artischockenböden, Konserve	5,9 g/100 g	12,0 kcal/100 g
Pfifferlinge, frisch	5,6 g/100 g	11,5 kcal/100 g
Mungobohnensprossen	5,6 g/100 g	23,7 kcal/100 g
Hafer, ganzes Korn	5,6 g/100 g	353,3 kcal/100 g
Getreideflocken	5,4 g/100 g	370,0 kcal/100 g
Rosinen	5,4 g/100 g	298,0 kcal/100 g
Kidney-Bohnen, Konserve	5,3 g/100 g	62,6 kcal/100 g
Erbsen, grün, frisch, gegart	5,3 g/100 g	83,7 kcal/100 g
Weizen, Mehl, Type 1050	5,2 g/100 g	334,1 kcal/100 g
Vollkornteigwaren, gegart	5,2 g/100 g	138,9 kcal/100 g
Kräutermischung	5,2 g/100 g	45,2 kcal/100 g
Hirsebrot	5,2 g/100 g	253,1 kcal/100 g
Teigwaren ohne Ei	5,1 g/100 g	347,8 kcal/100 g
Erbsen, grün, Konserve, gegart	5,1 g/100 g	70,3 kcal/100 g

Wichtige Hilfen und Informationen

Hier finden Sie Anschriften verschiedener Institutionen, Firmen und Verbände, an die Sie sich wenden können, wenn Sie Fragen zum Thema Ernährung haben.

Bundeszentrale für gesundheitliche Aufklärung (BZgA)
Ostmerheimer Straße 220
51109 Köln
Tel.: 0221-89 92-0
Fax : 0221-899 23 00
Die BZgA widmet sich vorwiegend der Prophylaxe von Krankheiten und der Gesundheitsaufklärung.

Auswertungs- und Informationsdienst für Ernährung, Landwirtschaft und Forsten (AID) e.V.
Friedrich-Ebert-Straße 3
53177 Bonn
Tel.: 0228-849 90
Fax : 0228-849 91 77
http://www.aid.de
E-Mail: aid@aid.de
Der AID ist eine staatliche Einrichtung für die Bereiche Ernährung, Landwirtschaft und Forsten.

Gütegemeinschaft Diät und Vollkost
Geschäftsführerin: Nadine Balzani
Moorenstraße 80
40225 Düsseldorf
Tel.: 0211-33 39 85
Fax : 0211-31 76 91
Gegen Rechnung erhalten Sie das Verzeichnis der Restaurants, Hotels, Krankenhäuser und Sanatorien, die diätgerechte Speisen sowie Diät- und Ernährungsberatung anbieten.

Deutsches Institut für Ernährungsmedizin und Diätetik (D.I.E.T.)
Kurbrunnenstraße 5
52066 Aachen
Fax : 0241-608 08 34
http://www.diet-aachen.de
E-Mail: info@diet-aachen.de
Auf der Homepage des Institutes können Sie Ihren Energiebedarf und Ihren Body-Mass-Index berechnen.

Verband für Ernährung und Diätetik (VFED) e.V.
Morillenhang 27
52074 Aachen
Tel.: 0241-50 73 00
Fax : 0241-50 73 11
http://www.vfed.de
E-Mail: info@vfed.de
Der VFED gibt verschiedene Broschüren zur richtigen Ernährung heraus. Bitte

fügen Sie Ihren Anfragen 1,53 € in Briefmarken bei. Über die Homepage des Verbandes erhalten Sie Informationen zu einer gesunde Ernährung, das Ernährungsdreieck, außerdem Adressen von qualifizierten Diät- und Ernährungsberatern in Ihrer Umgebung. Für weitere Informationen steht Ihnen Diätassistentin Esther Linker, Am Talacker 32a, 61137 Schöneck, Tel.: 06187-86 37, zur Verfügung.

Deutsche Gesellschaft für Ernährung (DGE) e.V.
Godesberger Allee 18
53175 Bonn
Tel.: 0228-377 66 00
Fax : 0228-377 68 00
http://www.dge.de
Die DGE erarbeitet die Empfehlungen für die Nährstoffzufuhr und hat den staatlichen Auftrag, das Ernährungsverhalten in Deutschland zu verbessern. Sie unterhält Beratungsstellen und gibt verschiedene Broschüren heraus.

Verband der Diätassistenten - Deutscher Bundesverband e.V. (VDD)
Bismarckstraße 96
40210 Düsseldorf
Tel.: 0211-16 21 75
Fax.: 0211-35 73 89
http://www.vdd.de
E-Mail: vdd-duesseldorf@t-online.de
Über den VDD erhalten Sie Adressen von Diätassistenten, falls Sie eine individuelle Diätberatung wünschen.

Deutsche Adipositas-Gesellschaft
Blumenweg 1
89294 Oberroth
Tel./Fax: 08333-41 94

PreCon GmbH und Co.KG
Herr Peer Bachmann
Darmstädter Str. 63-67
64404 Bickenbach
Tel.: 06257-500 10
Fax: 06257-50 01 96
http://www.precon.de
E-Mail: info@precon.de
PreCon unterhält in Deutschland, Österreich und der Schweiz rund 1900 ärztlich geleitete Übergewichtszentren. Das Konzept der Firma PreCon entspricht den Anforderungen der modernen Ernährungsmedizin, Ernährungswissenschaft und Diätetik.

Novartis Deutschland GmbH
Dr. Volker Bode
Bereich Medical Nutrition
Zielstattstraße 40
81379 München
Tel.: 089-78 77 0
Fax : 089-787 74 44
http://www.optifast.de
Konzipiert von der Firma Novartis, sind Optifast-Zentren ärztlich geführte Übergewichtszentren, die auf ein wissenschaftlich anerkanntes Konzept setzen.

BIA – Bioelektrische Impedanz Analyse
Informationen über die BIA erhalten Sie durch die Firma
Medi Cal Health Care GmbH
Klaus Springmann
Ulmenallee 4
76185 Karlsruhe
Tel.: 0721-957 45 56
Fax: 0721-957 45 55
http://www.medi-cal.de
E-Mail: info@medi-cal.de

A+G Lifescience GmbH
Rösrather Str. 2-16
51107 Köln
Tel.: 0221-98 93 80
Fax: 0221-98 93 8-50
E-Mail: info@lifescience-cologne.de
Die Herstellerfirma der CM_3-Kapseln stellt eine Vielzahl von kostenlosen Informationsbroschüren, Rezeptheften, etc. zur Verfügung.

Easyway AG
Am Kiesweg 4
40789 Monheim
Tel.: 02173-330 13 13
Fax.: 02173-330 12 38
http://www.easyway.de
E-mail: info@easyway.de
Auf der Website der Firma können Sie Ihren Body-Mass-Index bestimmen und sich Tipps für Beauty- und Wellnesshotels holen. Dazu gibt es Rezeptvorschläge für eine kalorienbewusste Ernährung und zahlreiche Artikel zu medizinischen Themen.

Institut Richtig Essen
Beratungsgesellschaft für Ernährung und Gesundheit mbH
Hans-Böckler-Str. 3
53225 Bonn
Tel.: 0228-42 130-0
Fax : 0228-42 130-11
Das Institut führt Ernährungsberatungen durch. Sie können aber auch bei den jeweiligen Gesundheitsämtern, Krankenkassen oder Krankenhäusern vor Ort nachfragen.

Ernährungsmedizinischer Beratungsdienst des Deutschen Instituts für Ernährungsmedizin und Diätetik (D.I.E.T.)
»Hilfe, ich bin zu dick!«
Hotline: Mo-Fr 14:00-17:30 Uhr

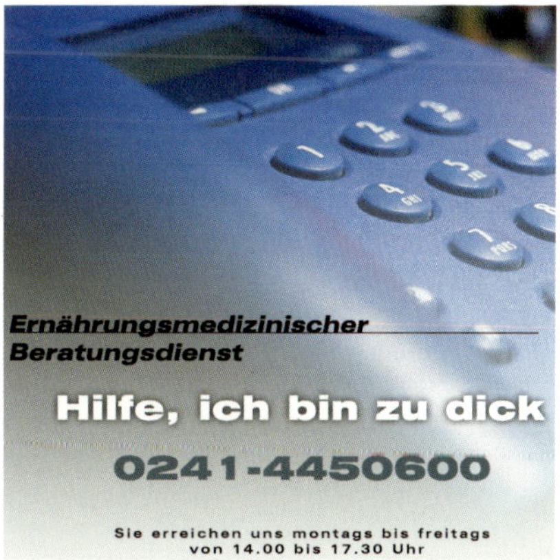

Mealus

Der Nährwerttaschenrechner Mealus ist so groß wie ein Taschenrechner und hat über 4 600 Lebensmittel gespeichert. Kosten: ca. 50 €.

Informationen:
Fa. Pfefferminz
Mittelweg 89
20149 Hamburg
Tel.: 040-361155
Fax : 040-36 63

Buchtipps

Essen – Ernährung, Gesundheit und Lebensart
Die Broschüre erhalten Sie kostenlos bei:
Vereinte Krankenversicherung AG
Ernährungsratgeber
Heiko Laufenberg
80291 München
Tel.: 089-67 85 22 25
Fax : 089-67 85 22 20
E-Mail: Medcampus-t@vereinte.de

Elmadfa, I.:
Die große GU Nährwert-Kalorientabelle
Gräfe und Unzer Verlag, München 2001

Hamm, Michael:
Fit und schlank mit dem GLYX
Midena Verlag, München 2001

Hauner, D., Hauner, H.:
Leichter durchs Leben
TRIAS Verlag, Stuttgart 1996

Müller, Sven-David/Pfeuffer, Christiane:
Genussvoll essen bei Diabetes
Midena Verlag, München 1998

Müller, Sven-David:
Genussvoll essen nach dem Herzinfarkt
Midena Verlag, München 2001

Müller, Sven-David:
Genussvoll essen bei Darmträgheit
Midena Verlag, München 2000

Müller, Sven-David/Pfeuffer, Christiane:
Genussvoll essen bei Rheuma
Midena Verlag, München 2000

Müller, Sven-David:
MCT - das Fett, das nicht dick macht
Midena Verlag, München 2002

Schierz, G./Vallenthin, G.:
Low Fat 30 – Abnehmen und genießen
Falken Verlag, Niedernhausen 1998

Rezeptregister

Die Rezepte und Tagespläne wurden mit dem Nährwertberechnungsprogramm EBIS der Firma E+D Partner/Neu Anspach berechnet.

Die Autoren

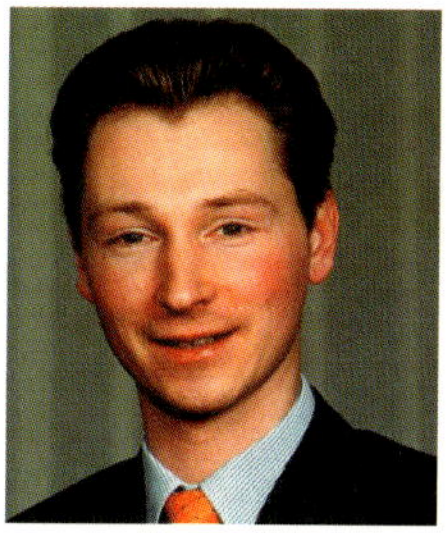

Sven-David Müller

Sven-David Müller ist als Diätassistent und Diabetesberater der Deutschen Diabetes Gesellschaft Mitglied im Kollegium der Medizinjournalisten. Er war fast zehn Jahre am Universitätsklinikum der RWTH Aachen tätig. Im Midena Verlag erschienen von ihm bisher 12 Bücher. Der bekannte Ernährungsexperte ist regelmäßig Gast in Fernsehsendungen.

Susi Oettinger ist zwar nicht »vom Fach«, kennt die Wirkung der CM_3-Diät jedoch aus der Praxis. Die Zahnarzthelferin schildert ihre Erfahrungen aus der eigenen Perspektive.

Die Deutsche Bibliothek – CIP-Einheitsaufnahme
Ein Titeldatensatz für diese Publikation ist bei der Deutschen Bibliothek erhältlich.

Wichtiger Hinweis

Die im Buch veröffentlichten Ratschläge und Rezepte wurden mit größter Sorgfalt von Verfassern und Verlag erarbeitet und geprüft. Eine Garantie kann jedoch nicht übernommen werden. Ebenso ist eine Haftung der Verfasser bzw. des Verlages und seiner Beauftragten für Personen-, Sach- oder Vermögensschäden ausgeschlossen.

Bildnachweis

Umschlagfoto: Stone/James Darell, Jürgen Frommholz (Foto der Co-Autorin)

Rezeptfotos: Brigitte Sporrer und Alena Hrbkova
Foodstyling: Marek Všetečka

Fotos: Jürgen Frommholz S. 18, 29, 31; privat S. 21, 23, 25; StockFood/Elizabeth Watt S. 43; Zefa/J. Wonq S. 32/David P. Hall S. 47

Impressum

Midena Verlag, München

Redaktion: Dorit Zimmermann
Herstellung: Gabriele Schnitzlein
Bildredaktion: Sylvie Busche (Ltg.), Kirsten Dieckerhoff
Umschlagkonzeption: H3A GmbH, München
Gesamtlayout: Cordula Schaaf, München
Satz: Cordula Schaaf, München
Reproduktion: Litho Art, München
Printed in Italy

ISBN 3-310-00760-X
ISBN der Weltbild-Ausgabe: 3-310-00783-9

Gedruckt auf elementar chlorfrei gebleichtem Papier

Danksagung

Ich danke meiner Verlobten Anke Andrea Fries, Diätassistentin am St. Franziskus-Krankenhaus in Aachen, für die hilfreiche und kritische Mitarbeit bei der Erstellung der Rezepte. Dank gebührt auch Katrin Scholl, Diätassistentin am Universitätsklinikum der RWTH Aachen und Wilhelm Scholl, Koch am Universitätsklinikum Aachen, für die freundliche Unterstützung.

Sven-David Müller